エキスパートによる
強迫性障害（OCD）治療ブック

編集代表　上島国利
企画・編集　松永寿人
　　　　　　多賀千明
　　　　　　中川彰子
　　　　　　飯倉康郎
　　　　　　宍倉久里江
編集協力　OCD研究会

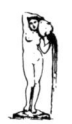

星和書店
Seiwa Shoten Publishers
2-5 Kamitakaido 1-Chome
Suginamiku Tokyo 168-0074, Japan

はじめに

　強迫性障害（obsessive-compulsive disorder: OCD）は古くより存在し，DSM-Ⅲの刊行以前は，強迫神経症といわれ，その特異な病像から精神科医はもとより一般の人々にも遍く知られてきた。
　歴史的には，多くの病因解明への研究，さまざまに工夫を凝らした治療の試みなどが施行されてきたが，どのアプローチも十分な成果が得られず"精神医学において最も治療困難な疾患の一つ"とみなされてきた。
　Yale-Brown Obsessive Compulsive Scale（Y-BOCS）における解説を抜粋するとOCDは次のような疾患である。「強迫性障害は，振り払えない不合理なあるいは恐ろしい観念（強迫観念）に悩まされ，この観念に支配されてきた衝動的行為（強迫行為）を儀式的に繰り返す難治性の病気で，多くは小児期に発症する。本人は自己の観念及び行為の異常性を自覚しているために深刻に悩み，回避的に人や社会との接触を自ら断つことが多い。このため，家庭生活の維持が困難となったり，学校，就労等の社会生活に重大な支障をきたしている」。このような難治の疾患に立ち向かってきた治療者たちも，患者の苦悩を解消できず無力感に陥ることがしばしばであった。困難な状況下の精神科医にとり，OCDの理解や治療が大きく変化をみせたのがこの30年である。まず脳の形態や機能を測定できるCT，MRI，fMRI，PETなどの測定機器の急速な進歩により，OCDが従来考えられてきた心因性疾患というより，脳の

機能的障害，器質性障害を推定させる生物学的基礎を有する疾患としての理解が進んだ。また治療についても抗うつ薬を中心とする薬物療法の効果が確かめられ，臨床での使用が増大した。さらに疫学調査も行われ，予想以上に潜在する患者が多いことが判明し，啓発運動も相俟って受診者も増加し，研究に協力する人々も多くなり，一段と諸側面の研究が進歩した。

　わが国でのOCD医療のエポックメイキングの時期は，1999年にOCDに適応を持つ最初の薬物として選択性セロトニン再取り込み阻害薬（SSRI）のfluvoxamineの登場にあるように思われる。それと軌を一にして発足したのがOCD研究会である。同研究会は，OCDの早期発見や適切な治療法の確立，OCDの病態生理の解明のための研究，薬物のみならず行動療法や認知療法の効果の実証，一般の人々へのOCDの啓発と早期受診の勧めなどの目的を持ち，得られた成果を会員が共有し日常実践することを目指した。研究会は1999年に第1回を開催し，特別講演をイスラエルのZohar教授，教育講演を山上敏子教授にお願いした。以降10年間，年1回の研究会を全国各地で開催したが，2008年にその使命や目的を達成したと考え終了した。10年間の歩みを概観すると，わが国のOCDの臨床および研究の動向，そして海外から招聘したOCD研究の第一人者の特別講演は当時の世界の最先端の研究成果や臨床実践の有用な情報であった。

　表1，表2に第1回から第10回までの内容を記載した。

　さらに本研究会は2003年12月に，日本で初めての『OCD専門情報サイト http://www.ocd-net.jp 〜小さなことが気になるあなたへ〜』をたちあげ，「OCDを中心に幅広い情報提供」「毎月新規コラム掲載（現

はじめに v

表1　OCD研究会の歩み（1）

	時期・場所	当番幹事	一般演題数	教育講演	会長講演	特別講演
第1回	1999年 金沢	金沢大学 越野好文	12	「強迫性障害の行動療法」 肥前精神医療センター 山上敏子	—	Joseph Zohar イスラエル Chaim Sheba Medical Center 「New approaches to OCD treatment—The role of SSRIs—」
第2回	2000年 徳島	徳島大学 大森哲郎	12	「OCDの治療」 鳴門教育大学 井上和臣	—	James F. Leckman 米国エール大学 Child Study Center 「Symptom Dimensions in Obsessive-compulsive Disorder: Developmental and Evolutionary Perspectives」
第3回	2001年 博多	九州大学 田代信維	22	「OCDの心理学的理論と薬物療法」 東京慈恵会医科大学 牛島定信	—	東京大学 中村祐輔 「ゲノム解析に基づく疾患関連遺伝子・薬剤応答遺伝子へのアプローチ」
第4回	2002年 京都	京都第二赤十字病院 多賀千明 大阪市立大学 松永寿人	20	「OCDに対する精神療法のストラテジー」 桜クリニック 成田善弘	—	Levis R. Baxter University of Florida 「Serotonin and Differential Brain Circuits in Obsessive-Compulsive Disorder and Major Depression」
第5回	2003年 長崎	大村病院 高橋克朗	22	「歴史のなかの強迫」 岩手医科大学 酒井明夫	「OCDの神経生理学」 高橋克朗	長崎国際大学 中根允文 「Common Mental Disordersに関する疫学」
第6回	2004年 仙台	東北大学 松岡洋夫	18	「強迫性障害における行動療法の実際」 肥前精神医療センター 飯倉康郎	—	パネルディスカッション：「現状の医療の中で精神科医がOCDに対してどのような行動療法が出来るか？」 多賀千明, 大野裕, 宍倉久里江, 吉田卓史, 松永寿人, 森信繁, 飯倉康郎

＊表1，表2共にOCD研究会編：『強迫性障害の研究（10）』星和書店，東京，pp4-6, 2009より作成．

表2　OCD研究会の歩み（2）

	時期・場所	当番幹事	一般演題数	教育講演	会長講演	特別講演
番外編	2005年 東京	—	—	「関係発達臨床からみた強迫の成り立ち」 東海大学 小林隆児 「思春期危機という観点から見た小児強迫性障害の入院治療」 NCNP 齋藤万比古	—	James F. Leckman 米国エール大学 Child Study Center 「OCDのマルチディメンショナル・モデル―OCDの最新の評価法とその将来展望―」
第7回	2005年 大阪	大阪医科大学 米田博	15	「発達障害に伴う強迫性障害」 あいち小児保健医療総合センター 杉山登志郎 京都大学 十一元三 北里大学 金生由紀子	—	教育講演ディスカッション 「発達障害に伴う強迫性障害」 大野裕，中川彰子，杉山登志郎，十一元三，金生由紀子
第8回	2006年 横浜	北里大学 宮岡等	10	話題提供Ⅰ 「SSRIで治療中のOCD症例にみられる問題行動」 北里大学 宍倉久里江 広島大学 森信繁	—	話題提供Ⅱ 「強迫性障害の診断について」 宮岡等，多賀千明，松永寿人
第9回	2007年 東京	慶應義塾大学 大野裕	10	話題提供 「OCD治療について―薬物療法反応性をめぐって―」 九州大学 鍋山麻衣子 九州大学 中尾智博 徳島大学 住谷さつき	—	Allen Frances Duke大学精神科 「Issues in the Diagnosis of OCD」 DSM-IVからDSM-Vへの変遷―診断基準改訂の動向と問題点
第10回	2008年 倉敷	川崎医科大学 中川彰子 奥村病院 飯倉康郎	7	症例検討/山上敏子 スーパービジョン 「OCDの治療実態について」 京都第二赤十字病院 多賀千明	—	David Mataix-Cols King's College 「Deconstructing OCD: a Multi-dimensional Approach」

在71回)」「希望者へ毎月末にメールマガジン配信」などの活動を行っている。これまでにサイトへの総アクセス数530万，月平均アクセス数十万をかぞえている。情報は多岐にわたり，OCDの医療関係者のもの，患者自身の情報提供，学会レポートなど豊富な内容を含んでいる。OCDの啓発にはそれなりの役割を果たしているものと思われる。

さて，本書はOCD研究会に発足当時から参加し，発表や討論を積極的に行い，2004年からは運営幹事として，臨床を中心に，OCD研究会をリードするワーキンググループを構成された多賀千明，松永寿人，中川彰子，飯倉康郎，宍倉久里江の諸先生が企画，編集したものである。各項目の記載内容は，基礎的，普遍的事項から，現時点での研究の到達点の成果まで詳述されている。とくに臨床での治療に関する内容は，長年にわたり多くの臨床経験を重ね患者と共に悩み苦労し蓄積した知識が披瀝されており奥が深い。

OCDは次第にその本態が解明されつつあり，治療法も確立されることが期待されるが，今後も遠い道程を行くことになろう。本書がそのような過程において有用な情報源として寄与できることを願っている。

2010年2月
OCD研究会代表世話人
上島国利

■ OCD 研究会

- ● 代表世話人　上島　国利（国際医療福祉大学医療福祉学部）

- ● 世　話　人　牛島　定信（東京女子大学文理学部）
　　　　　　　　成田　善弘（桜クリニック）

- ● 顧　　　問　越野　好文（粟津神経サナトリウム）
　　　　　　　　佐藤　光源（東北福祉大学大学院精神医学）
　　　　　　　　田代　信維（九州大学大学院名誉教授）
　　　　　　　　中根　允文（長崎国際大学人間社会学部社会福祉学科）
　　　　　　　　山上　敏子（早良病院）

- ● 幹　　　事　飯倉　康郎（宗仁会奥村病院）
　　　　　　　　太田　正幸（明石土山病院）
　　　　　　　　大野　　裕（慶應義塾大学保健管理センター）
　　　　　　　　大森　哲郎（徳島大学大学院ヘルスバイオサイエンス研究部精神医学分野）
　　　　　　　　小澤　寛樹（長崎大学医学部精神神経科）
　　　　　　　　神庭　重信（九州大学大学院医学研究院精神病態医学分野）
　　　　　　　　木下　利彦（関西医科大学精神神経科）
　　　　　　　　切池　信夫（大阪市立大学医学部神経精神科）
　　　　　　　　小山　　司（北海道大学大学院医学研究科精神医学分野）
　　　　　　　　齊藤万比古（国立精神・神経センター国府台病院）
　　　　　　　　酒井　明夫（岩手医科大学神経精神科学講座）
　　　　　　　　宍倉久里江（北里大学大学院医療系研究科臨床医科学群精神科学）
　　　　　　　　多賀　千明（京都第二赤十字病院心療内科（精神科））
　　　　　　　　髙橋　克朗（長崎県立精神医療センター）
　　　　　　　　武田　雅俊（大阪大学大学院医学系研究科ポストゲノム疾患解析学講座
　　　　　　　　　　　　　　プロセシング異常疾患（精神医学）分野）
　　　　　　　　中川　彰子（川崎医科大学精神科学教室）
　　　　　　　　福居　顯二（京都府立医科大学大学院精神機能病態学）
　　　　　　　　古川　壽亮（名古屋市立大学大学院医学研究科精神・認知・行動医学分野）
　　　　　　　　松岡　洋夫（東北大学大学院医学系研究科精神神経学）
　　　　　　　　松永　寿人（兵庫医科大学精神科神経科学講座）
　　　　　　　　宮岡　　等（北里大学大学院医療系研究科臨床医科学群精神科学）
　　　　　　　　米田　　博（大阪医科大学精神神経科）

- ● 事　務　局　太田　有光（横浜心療クリニック）
　　　　　　　　大坪　大半（東京厚生年金病院）

　　　　　　　　　　　　　　　　　　　　　　　　　　　　（五十音順）

目次

はじめに　上島国利 iii

第1部　OCDの基礎知識

第1章　はじめに，歴史的展望と診断 1
　Ⅰ　はじめに　1
　Ⅱ　OCDの歴史的展望　2
　Ⅲ　OCDの診断　5

（多賀千明）

第2章　症候と疫学 9
　Ⅰ　はじめに　9
　Ⅱ　OCDの症候学的特徴　10
　Ⅲ　OCDの疫学　12
　Ⅳ　おわりに　16

（多賀千明・松永寿人・宍倉久里江）

第3章　発症状況，精神病理，そしてcomorbidity 21
　Ⅰ　はじめに　21
　Ⅱ　OCDの発症，ないし病態に関わる生物学的要因　22
　　1.　遺伝学的要因（家族研究を含む）　22

2. 感染症, 神経精神疾患との関連性　24
    3. 神経回路　25
    4. 神経化学システム　26
  Ⅲ　OCD 発症に関わる心理的・認知的要因　27
  Ⅳ　OCD の comorbidity　29
    1. Ⅰ軸障害　29
    2. Ⅱ軸障害　30
  Ⅴ　成因-精神病理-comorbidity-生物学的病態の連続性を説明するモデル　30
    1. Comorbidity モデル　30
    2. Symptom dimension モデル　33
  Ⅵ　おわりに　35

〈松永寿人・林田和久〉

第4章　生物学的機序―治療的な観点から― 41
  Ⅰ　はじめに　41
  Ⅱ　前頭葉障害・基底核疾患と OCD　41
  Ⅲ　OCD の臨床薬理・神経化学　43
  Ⅳ　OCD の機能画像　44
  Ⅴ　機能画像による治療反応性の検証　45
  Ⅵ　OCD の形態画像　47
  Ⅶ　OCD-loop 仮説　48
  Ⅷ　OCD の multi-dimensional model　49
  Ⅸ　おわりに　50

〈中尾智博〉

第2部　OCDの治療：総論

第5章　心理教育 53
- I　はじめに　53
- II　一般的な情報の提供　54
- III　薬物療法　55
- IV　症状の悪循環の説明と行動療法　56
- V　治療法の選択―行動療法への動機づけ―　58
- VI　詳細な生物学的原因の説明と症状の外在化　58
- VII　家族に対する心理教育　60
- VIII　まとめ　60

〈中前　貴〉

第6章　薬物療法 63
- I　はじめに　63
- II　SSRIの有効性　64
- III　抗精神病薬の付加　65
- IV　薬物治療の実際　67
- V　副作用について　70
- VI　今後の薬物治療の可能性　71
- VII　おわりに　72

〈住谷さつき〉

第7章　精神療法 75
- I　はじめに　75
- II　症状に対して　75
- III　病歴から生活歴へ　78
- IV　強迫的スタイルについて　80

1. 感情のコントロール　80
   2. 自己不確実感と完全主義そして全知全能への欲求　81
   3. 白か黒か　81
   4. 言葉の煙幕　82
   5. 逆転移　82

〔成田善弘〕

第8章　精神療法2―行動療法― 85
 I　はじめに　85
 II　行動療法の強迫性障害の治療法への展開　86
  1.　ERPの適応となる強迫性障害の症状のしくみ　87
 III　強迫性障害に対する行動療法の実際　89
  1.　主訴・生活歴・現病歴　89
  2.　強迫症状についての把握　90
 IV　おわりに　93

〔中川彰子〕

第2部　OCDの治療：各論

第9章　外来における行動療法の概略と実際 95
 I　はじめに　95
 II　強迫症状を主訴として初診した患者の診断・評価　95
 III　外来と入院の治療環境の違いについて　96
 IV　外来における曝露反応妨害法の治療プログラム　98
  1.　Foaらによる約1カ月間の外来集中治療プログラム　99
  2.　九州大学病院精神科の12セッションの外来治療プログラム　100

Ｖ　日本での（標準的な）精神科外来における行動療法　100
　　1．モデル症例　101
　　2．外来での行動療法のポイントと留意点　105
　　　a）診察時間の使い方　105
　　　b）薬物療法との併用　105
　　　c）診察室や病院の敷地内での曝露反応妨害法　106
　　　d）患者のセルフコントロールによる曝露反応妨害法とホームワーク　107
　　　e）今，何ができるかという観点　107
　Ⅵ　おわりに　108

（飯倉康郎）

第10章　認知療法　111
　Ⅰ　精神療法としての認知療法　111
　Ⅱ　認知療法と行動療法の関係　112
　Ⅲ　認知療法における，強迫性障害の基本的な精神病理
　　　"Inflated Responsibility"　113
　Ⅳ　悪循環を同定し，悪循環を断ち切ることで，変化を助ける　121

（清水栄司）

第11章　入院治療―その適用や内容，注意点について―　123
　Ⅰ　はじめに　123
　Ⅱ　OCDにおける入院治療　124
　Ⅲ　当科での入院治療　125
　　1．入院治療の目的やその適用　125
　　2．当科入院治療の標準的プログラム　126
　　　a）初期（～1カ月）　126
　　　b）中期（1～2カ月）　127

　　　　c）後期（2カ月〜退院）　128
　　3. 具体例とまとめ　128
　　　　a）症例1：汚染－洗浄　128
　　　　b）症例2：確認　129
　　　　c）症例3：正確性・対称性―繰り返される儀式行為　130
　Ⅳ　おわりに　134

〈林田和久・松永寿人〉

第12章　児童・青年期 ……………………………………………… 137
　Ⅰ　はじめに　137
　Ⅱ　児童・青年期OCDの特徴　138
　Ⅲ　評　価　139
　Ⅳ　治　療　141
　　1. 治療の構成　141
　　2. 薬物療法　141
　　3. 認知行動療法　142
　　4. 家族への働きかけ　143
　Ⅴ　おわりに　144

〈金生由紀子・宍倉久里江〉

第13章　いわゆる治療抵抗例とその対応 ………………………… 147
　Ⅰ　はじめに　147
　Ⅱ　反応性の評価　149
　Ⅲ　反応不良の場合に再検討すべき要因と治療反応性予測因子　151
　Ⅳ　難治例への具体的対応　152
　　1. 定型的薬物療法の反応性が乏しい場合：付加的薬物療法について　152
　　2. 保存（物の溜め込み）症状を有する場合　155

3. 認知的な問題が著しい場合：認知療法　156
　　4. ERPの適用が困難な場合：強迫性緩慢　156
　　5. 症状に家族を巻き込んでいる場合　157
　Ⅴ　おわりに　158

〈松永寿人〉

総　括

第14章　まとめと今後の展望 163

〈松永寿人〉

添付資料

1. Yale-Brown Obsessive-Compulsive Scale（Y-BOCS）〔日本語版〕......... 175
2. 自己記入式Yale-Brown強迫観念・強迫行為評価スケール
　（Y-BOCS）〔日本語版〕.. 180
3. ディメンジョン別強迫症状重症度尺度（DY-BOCS）〔日本語版〕............. 192

著者一覧 232

第1部　OCDの基礎知識

第1章

はじめに，歴史的展望と診断

I　はじめに

「強迫性障害（obsessive-compulsive disorder: OCD）」は，従来，神経症の一型として「強迫神経症」と診断されてきた。しかしDSM-III（1980年）以来，OCDという診断名が世界中に浸透し，"精神的要因（心因）によって引き起こされる内的抗争や不安が精神身体症状として表現された"とされる「神経症」という枠組みで，捉えられなくなった。そしてこの20年余りの間に，OCD治療研究や病因論研究が数多く行われるようになった。

まず三環系抗うつ薬clomipramineのOCDに対する有効性が，大規模プラセボ対照二重盲検試験により示され，脳内セロトニンの関与が想定されるようになった。続いてfluvoxamine, paroxetineなどの選択的セロトニン再取り込み阻害薬（SSRI）が登場し，それらのOCDに対する有効性も証明された。しかし，それら薬物療法のみでは，改善率が，軽度改善まで含めても最大で7割ほどにしか過ぎず，その限界も指摘されるようになった。そこで，認知行動療法（cognitive-behavioral therapy: CBT）の併用や，小児や軽度OCDに対してはCBTを優先す

るなどの方法が用いられるようになった。しかし同時に，時間を要するCBTを，海外と異なる医療事情の日本において，どのような形で実際に取り入れるべきかという問題点も浮き彫りになった。

　そのほか，PETやfMRIなどを用いた画像研究が進み，OCDの病態研究に大きな役割を果たしつつある。また，最近では，広汎性発達障害（pervasive developmental disorders: PDD）が成人においてOCDと診断される患者の中に存在するのではないかという課題や，強迫スペクトラム障害（obsessive-compulsive spectrum disorders: OCSD）という大きな枠組みの中で，新しくOCDを位置づけ，診断体系を再編成するという動きもある。

　いずれにせよOCDは不均質な疾患群であり，表面的なOCDの診断だけでなく，背景にある患者個人の病理を捉え，いかに適切な治療を施すかが，現時点でのOCD治療の課題である。

II　OCDの歴史的展望

　OCDの歴史については，すでに数々の文献[1-4]で紹介されている（表1-1）。強迫という用語が疾病との関連の中に用いられたのは，16世紀のParacelsus, P.T.[1,2]にまでさかのぼるという。19世紀には，EsquirolによるOCDの症例報告（顕著な確認強迫，洗浄強迫を呈した女性症例），Farletによる狂気じみた疑念を持つ患者"maladie du doute（疑惑症）"という概念の提唱などがなされた。強迫観念という語をはじめて用いたのは，Krafft-Ebingとされるが，自我違和感を強迫の定義として明確にしたのは，Westphalとされる。

　Janetは，心理的力（force psychologique: ある水準の行動を可能にする心理的緊張を生じさせる力）を想定し，全般的に低下した状態を精神衰弱とし，部分的な低下をヒステリーとした。そして精神衰弱のひとつに強迫の諸症状を分類した。また，精神分析の開祖であるFreudは，

表 1-1　OCD 研究の歴史 [1-4]

16世紀	Paracelsus, P.T.	強迫という語をはじめて疾病との関連で用いた。「常時狂気」のひとつに obsessi を挙げ「いわゆる憑かれたもの，本当に悪魔に憑かれたもの」として精神病から除外した。
1838	Esquirol	症例報告（顕著な確認強迫，洗浄強迫を呈した女性症例）。
1857	Morel	精神疾患の中での強迫症状の位置づけの試み（変質学説における遺伝的狂気のひとつ）。
1864	Farlet	疑惑症 maladie du doute という疾患概念の提唱，疑惑癖と不潔恐怖の区別。
1868	Krafft-Ebing	強迫観念という語をはじめて用いた。
1868	Griesinger	病的な詮索癖，質問癖に関する論文。強迫という言葉がほぼ今日の意味で用いられた。
1877	Westphal	強迫の定義（本人の意思に反して意識の前景に現れて追い払うことのできない考えで本人が自分との異質性を自覚しているもの）。
1903	Janet	心理的力の低下した状態を精神衰弱とし，その一型として強迫の諸症状が含まれるとした。
1909/1918	Freud	症例報告〔ネズミ男（1909），オオカミ男（1918）〕の詳細な報告を行い，精神分析の立場に基づく強迫神経症の概念の確立をした。
1920頃	森田正馬	ヒポコンドリー性基調と精神交互作用を重視する神経症理論を展開し，森田療法を考案した。
1950〜		行動療法の発展。なかでも曝露反応妨害法が強迫神経症に適用される。
1974	成田善弘	「自己完結型」と「巻き込み型」に分類。

（続く）

表 1-1 OCD 研究の歴史 [1-4]（続き）

1980	DSM による強迫性障害 OCD の登場。操作的診断基準の登場。
1980～	OCD の認知理論をふまえた認知行動療法 CBT の導入。
1980～	疫学調査で 1～3% の有病率。不安障害，感情障害との併存症の研究。
1989	症状評価尺度 Y-BOCS の開発。
1990～	三環系抗うつ薬 clomipramine と SSRI（fluoxetine, fluvoxamine, paroxetine, sertraline など）の有効性確認。
1990～	PET, fMRI などによる病態画像研究，OCD 神経ネットワーク仮説。
2000～	強迫スペクトラム障害の提唱，強迫性障害サブタイプの研究。

ネズミ男やオオカミ男の症例をもとに，強迫神経症患者の，思考の全能，アンビバレンス，反動形成，肛門サディズム期への固着と退行などを論じた。日本の森田は，ヒポコンドリー性基調の陶治または鍛錬，精神交互作用の破壊または除去による森田療法を考案し，神経質（森田）に対し治療を行った。その中には強迫神経症も含まれていた。森田療法の基本は，事物をあるがままに眺め，自然に従うことを体得することによって，森田のいわゆる"思想の矛盾"を打ち砕こうとすることにある。神経質者は，普通以上に強い欲求を持っており，一方ではそれを完全に満たそうとしながら，他方ではそれが完全な形では満たされないということを予期するために，恐怖，不安を生ずる。しかも現実的な手段で欲求の実現を図ろうとしないで，ただ恐怖，不安を避けようとするので，不安はますます増強する。このような思想の矛盾から生ずる苦痛，

恐怖をあるがままに受け入れるという心的態度を体得させることにより悪循環を断ち切ろうというものである。悪循環を断ち切るという点は，現在の主流であるCBTと極めて類似している。

　成田は強迫性障害患者の他者に対する関係について，強迫症状を自分一人で悩み自分一人で行うタイプと，強迫症状の中に他者を巻き込むタイプがあることに気づき，前者を「自己完結型」，後者を「巻き込み型」とした。この知見は，精神病理や精神分析の視点からさまざまな研究の展開を促し，病態水準の把握やOCD治療効果判定の一所見として欠かせない存在となっている。

Ⅲ　OCDの診断

　表1-2にOCDの診断基準の変遷を示した。伝統的診断である「強迫神経症」は，診断基準はなく，世界各国で各種研究を行う際に，対象症例が同じ病態を示したものであるのか，全くわからない状況であった。しかし，1980年にDSMが登場して以来，統一された疾患として各国の研究報告を比較することができるようになった。もっとも，DSMやICDは，無意識や葛藤といった精神分析的な知見を排除しているため，OCD診断に関しての批判はあとを絶たない。しかし，多くの研究成果に基づいて，診断基準が改変され，今後，DSM-VやICD-11の出版が予定されている。

　その中でも，「強迫」と「衝動」といった症状を背景に，OCSDといったディメンジョン診断を新規に設けようという動きがあり，従来の「強迫」の持つ伝統的な定義が曖昧になる危険性をはらんでいる。

表1-2　OCD診断基準のDSMとICDの比較

	DSM-Ⅲ	DSM-Ⅲ-R
名称	強迫性障害（いわゆる強迫神経症）	強迫性障害
OCDの上位分類	不安障害＞不安状態（いわゆる不安神経症）＞OCD	不安障害（または不安・恐怖神経症）＞OCD
強迫症状の持続期間	記載なし	1日に1時間以上かかる・または著しい生活・社会機能などの低下があること
強迫症状の不合理性の自覚	観念・行為ともに無意味さを自覚していること（cf. 抵抗の欲求は行為で少なくとも初期にあること）	観念は少なくとも初期には不合理であると自覚。行為は過度で不合理であるという自覚
（子どもの場合の不合理性の自覚）	子どもにおいては自覚がないこともある	
強迫観念は外部から入りこんだものでないか	随意的に産出されたものでなく，むしろ意識に侵入する思考として体験される	自分自身の心から生じたものであり，思考吹入のように外部から強制されたものではないという認識がある
心の中の強迫行為（mental act）	記載なし	
（現在のエピソードにおいて）洞察に乏しいものを特定	なし	

DSM-IV	DSM-IV-TR	ICD-10（DCR）
強迫性障害	強迫性障害	強迫性障害（強迫神経症）
不安障害＞OCD	不安障害＞OCD	神経症性障害，ストレス関連障害および身体表現性障害＞OCD
1日に1時間以上かかる・または著しい生活・社会機能などの低下があること		少なくとも2週間ほとんど毎日存在すること
障害の経過のある時点で，その観念または行為が過剰であるか不合理であると認識したことがある		少なくとも1つの観念または行為が度を越していて不合理であると認識している
子どもには適用されない		記載なし
自分自身の心から生じたものであり，思考吹入のように外部から強制されたものではないという認識がある		自身の心から発する。他者から影響されたものではない
強迫行為として定義		記載なし
あり		なし

■文　献

1) 原田誠一：強迫性障害のデータベース up to date．原田誠一編：強迫性障害治療ハンドブック．金剛出版，東京，pp13-63, 2006.
2) 中澤恒幸：強迫の歴史と現代生物学．日本生物学的精神医学会，中澤恒幸，中嶋照夫編：強迫性障害―精神病理学から神経生物学への展開．学会出版センター，東京，pp1-20, 1994.
3) 成田善弘：強迫性障害の概念．強迫性障害―病態と治療．医学書院，東京，pp1-8, 2002.
4) 佐藤哲哉：強迫性障害．症状と診断，近縁疾患との関連と鑑別．松下正明総編集：臨床精神医学講座 5，神経症性障害・ストレス関連障害．中山書店，東京，pp285-305, 1997.

〔多賀千明〕

第1部　OCDの基礎知識

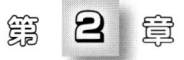

症候と疫学

I　はじめに

　強迫性障害（obsessive-compulsive disorder: OCD）は不安障害の一型であり，その具体例としては，トイレの度に汚染を感じ，その不安から執拗に手洗いを続けたり，泥棒や火事の心配から，外出前に施錠やガス栓の確認を繰り返したりする。これは前章でもふれたが，従来，Freudに始まる精神分析の中で，「強迫神経症」として精神分析的，心理学的見地から研究や臨床の対象とされ，精神力動論による成因理解がなされてきた。しかし1980年に改訂されたDSM-III[1]以降，この疾患概念が，操作的診断基準によって明確化されると，特に神経生物学的観点からの成因や病態解明，さらには治療法が進展した。また大規模な疫学調査がなされ，一般人口における有病率が検討された。

　本章では，OCD患者に見られる強迫症状の臨床的特徴や内容に加え，この国際的な傾向，および最近の症状構造に関する研究などを紹介し，従来の疫学研究も概観したい。特に疫学については，これが一般人口において，どの程度出現するのか，地域や民族，社会文化的背景などによる相違はあるのか，さらに従来の疫学調査に見られる問題点などに

ついて考察したい。

II OCDの症候学的特徴

「強迫」を医学的意味で用いる場合は，世間一般で用いられたり，法律上で用いられるものとは多少異なる[33]。OCDの強迫症状は，強迫観念と強迫行為に分かれるが，強迫観念は，一般的に，①多少なりとも不安を伴った観念が，自分の本来の意図や信念に反して浮かんでくる，②その内容や，そう考えることが不合理であることがよくわかっている，③自分でそれを抑制しようとすると不安が強まり，その観念はさらに強く迫ってくる，などが重要である。強迫観念を定義づける5つの特徴として，Clark, D.A. は，intrusive quality（侵入的な性質），unacceptability（受け入れがたさ），subjective resistance（主観的な抵抗），uncontrollability（コントロール不能），ego-dystonicity（自我違和性）を挙げた[4,8]。一方，強迫行為は，強迫観念や病的恐怖があるときにしばしば見られる行為で，それを実行しないではいられず，実行することにより不安が取り除かれる。強迫行為が強迫観念に反応し出現するかどうかは，個々のケースにより異なる。強迫観念だけの症例や，強迫行為だけの症例も存在するが，比率は少なく，多くの症例が両者を併存する[34]。

さらに，「強迫」を考える際，「強迫観念」「心配」「否定的自動思考」の相違点，「制縛性」「強迫性」「自生性」の相違点などを考慮する必要がある[8]。

さて，薬物療法の効果判定のための重症度評価としてGoodmanらにより開発されたYale-Brown Obsessive Compulsive Scale（Y-BOCS: 日本語版の信頼性妥当性試験はNakajimaら[19]により行われた）には，症状チェックリスト欄があり，これに基づき，目標となる強迫観念および強迫行為を定め，10項目総点40点（強迫観念20点，強迫行為20

点）で評価し，治療による効果の経時的推移を追う。この症状チェックリストは，当初 Goodman らが意図しなかった方向に研究が展開し，OCD の症状解析の基となった。本邦では，多賀ら[31,32]，松永ら[14]により，Y-BOCS 日本語版を用いた症状解析が行われ，強迫観念では「攻撃的な観念」や「汚染に関する観念」が多く，強迫行為は「掃除と洗浄に関する行為」「確認に関する行為」が多いことが示された。また「攻撃的な観念」と「確認に関する行為」は男性に多く，「汚染に関する観念」と「掃除と洗浄に関する行為」は女性に多いことが示された。

この Y-BOCS 症状チェックリストを用いた研究は，世界的レベルで進み，因子分析により，4 因子構造または 5 因子構造にまとめられている[3,10]。この詳細は次章に松永らが述べているが，それらを俯瞰すると，① aggression, sexual, religious, somatic, checking, ② symmetry, ordering, repeating, counting, ③ contamination, cleaning, ④ hoarding obsessions and compulsions の 4 因子が抽出されている場合が最も多い。また 5 因子とする場合は sexual と religious を①から分離したり，また somatic を①から分離した結果が多い。Matsunaga ら[15]は同様な因子分析を行い，世界各国で報告されている OCD の症状構造が，日本の OCD 症状構造と差がないことを示した。Bloch ら[3]は，それらのメタ解析を行い，5,000 例以上の症例を基に，cleaning, forbidden thoughts（研究者によってはタブー思考もしくは攻撃的思考と呼ばれる），symmetry, hoarding の 4 因子を挙げた（**図 2-1**）。

Y-BOCS は，強迫観念と強迫行為を分離して評価するため，患者が時に理解しづらいことが弱点であり，Leckman や Rosario-Campos ら[25]により，Dimensional Yale-Brown Obsessive-Compulsive Scale（DY-BOCS）の開発が進んでいる（**添付資料 3**）。これは，「その他の強迫観念と強迫行為」を含めると 6 因子構造から成るが，強迫観念と強迫行為を分離せずに評価できることが利点である。

Mataix-Cols[11]が述べるとおり，症状モデルは常に進化するものであ

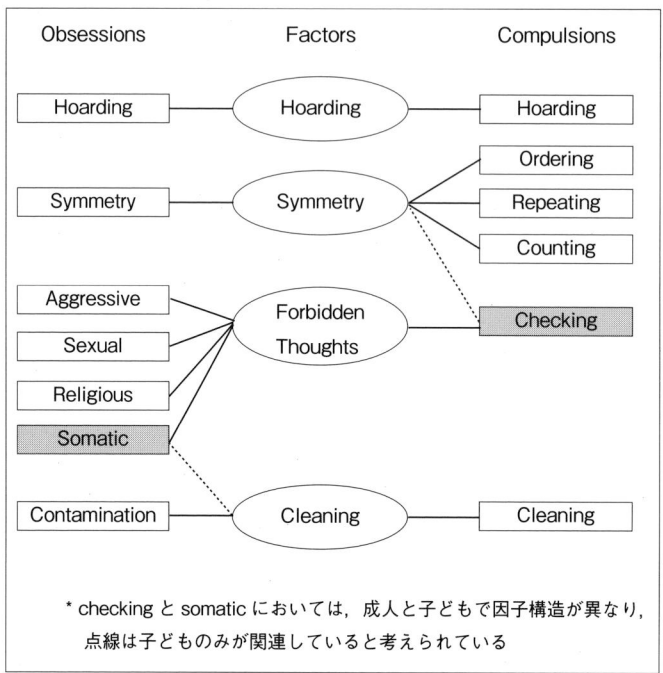

図2-1　Y-BOCSチェックリストによる因子構造のメタ解析[3]
　　　（5,000例以上の解析）

り，これらの研究を基に，今後，Y-BOCSを越える信頼性のある評価法の開発，さらに短時間で評価可能な実用的評価法を開発することは，治療に役立つとともに，画像研究などを用いた病因論研究，治療効果研究などにも重要であると思われる。

Ⅲ　OCDの疫学

1960年以前，OCDの一般人口中の有病率は，0.05％程度と考えられてきた[26]。しかし当時は，その診断の根拠や基準が曖昧で，十分な信頼性をもつ疫学的データは見られなかった。1960年代頃から，国際的な疫学的比較研究の機運が高まり，診断基準や評価方法を統一させる必

要性が認識されるようになった。この中で構造化面接は，診断に必要な精神症状項目が網羅され，各症状の有無や重症度を，標準化された方法で評価するための面接手引きであり，1）面接状況，2）情報収集過程，3）定義，4）評価基準などの統制や均一化を図り，精神科診断の不一致を克服する手段として注目された[27]。実際，1980年に世界共通の操作的診断基準が，初めてDSM-Ⅲ[1]に導入された前後には，いくつかの構造化面接法が開発された[28]。特に米国国立精神衛生研究所によるDiagnostic Interview Schedule（DIS）[21,22]は，大規模精神科疫学研究を目的に作成されたもので，これを用いたNational Epidemiological Catchment Area Surveyが，1980〜1983年にかけ実施された。この中で，OCDは，恐怖症や物質関連性障害，うつ病などに次いで高率とされ，その6カ月有病率は1.6％，その生涯有病率は2.5％であり[18,23]，従来考えられたよりも出現頻度の高い精神障害であることが明らかとなった[29]。同様にWeissmanら[35]は，DISによる国際的疫学調査を，4大陸（プエルトリコ，カナダ，米国，ドイツ，台湾，韓国，ニュージーランド）で行い，12カ月有病率は1.1〜1.8％，生涯有病率は1.9〜2.5％と，それぞれ0.4％，0.7％であった台湾を除けば，大きな地域差を認めなかった。それ以外の国や地域でも，DISで診断したDSM-ⅢのOCDの生涯有病率は，香港（1.1％），アイスランド（2％），ハンガリー（2.7％）であり，概して2％程度と，その出現に関しては宗教や経済面の相違など社会文化的背景による影響は少ないものと考えられた[27,35]。

　その後，国際比較診断用構造化面接（Composite International Diagnostic Interview: CIDI）が，様々な国や地域，文化圏に対応しうる面接法として開発された[24]。このDSM-Ⅳ版を用いた疫学調査では，カナダやオランダ，ドイツ，オーストラリア，ブラジル，トルコなどの一般人口中，DSM-Ⅳ[2]のOCDの生涯有病率は0.5〜2.0％であり，地域差はDSM-Ⅲの場合と同様に少ない[6]。一方，調査方法の相違はあるが，DSM-Ⅲに準拠した場合に比べ，DSM-Ⅳでの有病率の報告は，概

ね低率の傾向であった。この点，Crino ら[5]が，オーストラリア人約1万人を対象に，DSM-III と DSM-IV の診断基準を併用して OCD の 12 カ月有病率を調査したところ，前者に従った場合は 2.1%と，後者の 0.6%に比し顕著に高率であった。特に DSM-IV の OCD の診断基準を満たす一群では，うつ病や人格障害などの併存症（comorbidity）や，実際治療を受けている者の割合が有意に高率で，日常や社会的機能上の問題もより著しいなど，臨床的な OCD と一致する病像を示していた。この結果は，DSM-III による従来の有病率が，治療を要さない軽症例や強迫的性格傾向，他の障害に伴う強迫様症状など，偽陽性のものを多く含む可能性を示唆している。

　実際，OCD の診断閾値に達しない程度（閾値下）の強迫症状を有する者が，一般にも相当数いることが指摘されている[17,27]。特に強迫症状には，その重症度が経過中にしばしば変動する傾向が見られ，この一群では，一時的にも診断域に達する場合があるものと推定される。すなわち，診断域か否かの判別が困難なことも少なくなく，調査時の診断閾値設定や評価者の判断が，有病率やその信頼性に関わる可能性がある。さらに調査対象が児童・青年期（10～18歳）であれば，その生涯有病率は 0.2～0.7%程度とされており，対象者の年齢構成も有病率に影響しうる[6]。このように OCD の疫学研究では，1）適用される診断基準や閾値，2）調査方法〔面接法や評価者の熟練度，調査手段（対面式か電話か）など〕，3）対象者の構成（年齢，性別など）などに加え，4）強迫症状の特性（症状や重症度の時間的変遷）も考慮すべきである[16,20]。

　一方，本邦においては，一般人口中の OCD の有病率に関するデータは乏しい。大学生 424 名中の DSM-III-R の OCD を有する割合は，1.7%とされている[30]。また約 4,100 名の一般住民を対象とした，川上[9]の「こころの健康についての疫学調査」（世界精神保健日本調査）では，OCD の有病率は明らかではないが，不安障害全体の生涯有病率は 9.2%であった。我々は，東京，大阪，京都の3つの大学病院において過去2

〜3年間に受診した総初診患者中のOCD患者の割合を調査し，0.51〜1.37%と報告した[32]。同様に，近畿圏の大学病院8施設を含む9つの総合病院精神科において調査した結果では，総初診患者中のOCD患者の割合は，1.75〜3.82%と算定された[14]。これらは，フランスでの精神科外来患者を対象とした調査において[7]，OCD患者の割合が9.2%であったのに比し極めて低率である。すなわち本邦では，OCD患者自体が少ない可能性，または他の精神障害に比し，OCD患者の精神科受診率が未だ低い可能性などが推測される。この点，川上[9]の調査によれば，過去12カ月間に何らかの精神障害を経験した者の中の約17%，いずれかの不安障害では約19%程度しか，医療機関などを受診・相談していなかった。この受診率は，米国や欧州の多くの国々に比べると明らかに低率で，さらに不安障害患者が選択した受診先は，半数以上が一般医であり，精神科は約7%に留まっていた。このように本邦では，重症でありながら受診行動に至っていない者が相当おり，加えて精神科を受診することへの躊躇も，依然強いものと考えられる[12]。しかし多くの不安障害では，それによる精神的苦痛や機能的問題に加え，うつ病と強く関連し，自殺リスクが危惧される場合も少なくないことから，今後は精神科的専門医療の必要性について，一般に対する広報・啓発・教育がより重要になるものと考えられる[9,12]。

その他のOCDの疫学的特徴として，概ね男女比は同等であるが，成人例を対象とした場合には，若干女性のほうが高率である。しかし児童・青年期発症例では，男性の割合が高いとされる。また平均の発症年齢は20歳前後であり，男性に若干早発の傾向を認め，女性では結婚や出産に関わる時期の発症が多い。そして初診時の年齢は30歳前後とされている。これらの特徴にも，地域性や民族，社会文化的背景などに関わらない共通性が指摘されている[6,16]。例えば本邦でのデータでは，OCD患者94例中，女性の割合が57%，平均発症年齢は，男性が22歳，女性が24歳，そして初診時の年齢は，いずれも31歳であった[13]。

Ⅳ　おわりに

　以上，OCD 患者の強迫症状に見られる症候学的特徴や，従来の疫学研究について概観した。強迫症状の中では，汚染/洗浄，確認などが，本邦のみならず，世界共通して最も高率であり，これらの症状構造には，文化や民族差に関わらない普遍性がうかがえた。すなわち，これを構成する各因子をディメンジョン化した，多次元的アプローチの臨床的有用性が今後期待されるが，概して個々の患者が示す強迫症状は多彩で複雑であり，簡便で信頼性の高い評価法の開発など，その臨床応用には，未だ課題を残している。一方，本邦の一般人口における OCD の有病率は，未だ確定的ではないが，欧米の疫学調査の結果に従えば，概ね1〜2%程度と考えられる。すなわち，50〜100人に1人の割合で患者が存在することとなり，出現頻度の高い疾患と言えよう。しかし特に本邦では，このような患者の医療機関への受診率は極めて低く，未治療のまま本人や家族に深刻な事態が生じている場合も，少なからずあるものと思われる。しかし近年，薬物や認知行動療法を中心に，OCD の治療法には着実な進歩が見られ，「難治な」ものから「治る」病気へと変貌しつつある。この点を勘案すれば，OCD 治療に対応できる医療機関の拡充に加え，社会的サポートや一般への啓蒙活動などのさらなる充実が，今後益々重要になるものと考える。

■文　献

1) American Psychiatric Association: Diagnostic and Statistical Manual of Mental Disorders. (3rd ed.) APA, Washington, D.C., 1980.
2) American Psychiatric Association: Diagnostic and Statistical Manual of Mental Disorders. (4th ed.) APA, Washington, D.C., 1994.

3) Bloch, M.H., Landeros-Weisenberger, A., Rosario-Campos, M.C. et al.: Meta-analysis of the symptom structure of obsessive-compulsive disorder. Am J Psychiatry 165; 1532-1542, 2008.
4) Clark, D.A.: Cognitive-Behavioral Therapy for OCD. New York, The Guilford Press, 2004.
5) Crino, R.C., Slade, T., Andrews, G.: The changing prevalence and severity of obsessive-compulsive disorder criteria from DSM-III to DSM-IV. Am J Psychiatry 162; 876-882, 2005.
6) Fontenelle, L.F., Mendlowicz, M.V., Versiani, M.: The descriptive epidemiology of obsessive-compulsive disorder. Prog Neuro-Psychoparmacol Biol Psychiatry 30; 327-337, 2006.
7) Hantouche, J.E., Bouhassira, M., Lancrenon, S. et al.: Prevalence of obsessive-compulsive disorders in a large French patient population in psychiatric consultation. Encephale 21; 571-580, 1995.
8) 原田誠一：強迫性障害のデータベース up to date．原田誠一編：強迫性障害治療ハンドブック．金剛出版，東京，pp13-63, 2006.
9) 川上憲人：厚生労働科学研究（こころの健康科学研究事業）「こころの健康についての疫学調査に関する研究」，平成18年度総合研究報告書．厚生労働省，東京，2007.
10) Mataix-Cols, D., Rosario-Campos, M.C., Leckman, J.F.: A multidimensional model of obsessive-compulsive disorder, Am J Psychiatry 162; 228-238, 2005.
11) Mataix-Cols, D.: Deconstructing OCD: a multidimensional approach. OCD 研究会編：強迫性障害の研究（10）．星和書店，東京，pp73-115, 2009.
12) 松永寿人：パニック障害，その他の不安障害．実地医家が遭遇する精神疾患の症状，鑑別診断および治療ストラテジー―実地医家の守備範囲と対処の実際―．Medical Practice 26; 1494-1498; 2009.
13) Matsunaga, H., Kiriike, N., Matsui, T., et al.: Gender differences of social and interpersonal features and personality disorders among Japanese patients with obsessive-compulsive disorder. Compr Psychiatry 41; 266-272, 2000.
14) 松永寿人，切池信夫，大矢健造ほか：強迫性障害（OCD）に関する9施設共同研究―半年間の総初診患者におけるOCD患者の割合，及びその臨床像に関する検討―．精神医学 46（6）；629-638, 2004.
15) Matsunaga, H., Maebayashi, K., Hayashida, K. et al.: Symptom structure in Japanese patients with obsessive-compulsive disorder. Am J Psychiatry 165; 251-253, 2008.
16) Matsunaga, H., Seedat, S.: Obsessive-Compulsive Spectrum Disorders; Cross-national and ethnic issues. CNS Spectr 12; 392-400, 2007.
17) Morris, M.R., Blashfield, R.K., Rankupalli, B. et al.: Subclinical obsessive-compulsive disorder in college students. Depress Anxiety 4; 233-236,

1996/1997.
18) Myers, J.K., Weissman, M.M., Tischler, G.L. et al.: Six-month prevalence of psychiatric disorders in three communities 1980 to 1982. Arch Gen Psychiatry 41; 949-958, 1984.
19) Nakajima, T., Nakamura, M., Taga, C. et al.: Reliability and validity of the Japanese version of the Yale-Brown Obsessive-Compulsive Scale. Psychiatry Clin Neurosci 49; 121-126, 1995.
20) Nestadt, G., Bienvenu, O.J., Cai, G. et al.: Incidence of obsessive-compulsive disorder in adults. J Nerv Ment Dis 186; 401-406, 1988.
21) Robins, L.N., Halzer, J.E., Croughan, J. et al.: National institute of mental health diagnositic interview schedule; its history, characteristics and validity. Arch Gen Psychiatry 38; 381-389, 1981.
22) Robins, L.N., Helzer, J.E., Orvaschel, H. et al.: The diagnostic interview schedule. In: (eds) Eaton, W.W., Kessler, L.G.: Epidemiologic and field methods in psychiatry: the NIMH epidemiologic catchment area program. Academic Press, Orlando, pp143-168, 1985.
23) Robins, L.N., Helzer, J.E., Weissman, M.M. et al.: Lifetime prevalence of specific psychiatric disorders in three sites. Arch Gen Psychiatry 41; 958-967, 1984.
24) Robins, L.N., Wing, J., Wittchen, H.U. et al.: The composite international diagnostic interview; A epidemiologic instrument suitable for use in conjunction with different diagnostic system and in different cultures. Arch Gen Psychiatry 45; 1069-1077, 1988.
25) Rosario-Campos, M.C., Miguel, E.C., Quatrano, S. et al.: The Dimensional Yale-Brown Obsessive-Compulsive Scale (DY-BOCS): an instrument for assessing obsessive-compulsive symptom dimensions. Mol Psychiatry 11; 495-504, 2006.
26) Rudin, E.: Ein Bertrag zur Frage der Zwangskrankheit insebesondere inhere hereditaren Beziehungen. Arch Psychiatr Nervenkr 191; 14-54, 1953.
27) Sasson, Y., Zohar, J., Chopra, M. et al.: Epidemiology of obsessive-compulsive disorder; A world view. J Clin Psychiatry 58 (suppl 12); 7-10, 1997.
28) 島悟：精神症状の測定法；構造化面接. 島薗安雄, 保崎秀夫編： 精神科MOOK28. 精神科診断基準. 金剛出版, 東京, pp45-53, 1992.
29) Stroll, A.L., Tohen, M., Baldessarini, R.J.: Increasing frequency of the diagnosis of obsessive-compulsive disorder. Am J Psychiatry 149; 638-640, 1992.
30) Tadai, T., Nakamura, M., Okazaki, S. et al.: The prevalence of obsessive-compulsive disorder in Japan; a study of students using the Maudsley Obsessional-Compulsive Inventory and DSM-III-R. Psychiatr Clin Neurosci

49; 39-41, 1995.
31) 多賀千明, 西村伊三男, 金山秀彦ほか: 日本における強迫性障害患者の症状様式について. 精神科診断学 7; 113-121, 1996.
32) 多賀千明, 宮岡等, 永田利彦ほか: 三大学病院外来における強迫性障害患者実態調査. 精神医学 40; 547-553, 1998.
33) 多賀千明: 強迫性障害診断と「強迫」の定義の再考について. OCD研究会編: 強迫性障害の研究 (8). 星和書店, 東京, pp111-119, 2007.
34) Taga, C., Nakamura, M., Nishimura, I. et al.: Clinical investigation of the ICD-10 subcategories for obsessive-compulsive disorder. Psychiatry Clin Neurosci 51; 259-260, 1997.
35) Weissman, M.M., Bland, R.C., Canino, G.L. et al.: The cross national epidemiology of obsessive-compulsive disorder. J Clin Psychiatry 55; 5-10, 1994.

(多賀千明・松永寿人・宍倉久里江)

第1部 OCDの基礎知識

第3章

発症状況,精神病理,そして comorbidity

I はじめに

　強迫性障害（obsessive-compulsive disorder: OCD）については元来,「強迫神経症」として精神分析的,心理学的見地から研究や臨床の対象とされ,精神力動論による心理学的成因理解がなされてきた。1980年に改訂されたDSM-Ⅲ以降,操作的診断基準の中で,この疾患概念が明確化され,セロトニン（5-HT）再取り込み阻害薬（SSRI）などの薬物や認知行動療法（cognitive-behavioral therapy: CBT）の有効性が検証されると,OCDに関する認知行動学的,及び神経生物学的観点からの病態解明が進展した。例えば当初は,他の不安障害と同様,不安やその対処を中核とする学習モデルの中で理解され,5-HT系機能異常が注目されたが,その後ドーパミン（DA）系の関与も明白となり,大脳基底核の機能異常による認知的,行動的抑制障害という見方もなされている[12]。さらには,成因や精神病理,脳機能,治療など多角的観点からOCDの多様性が支持され,これを均質的に捉えることの限界が明らかとなった。この中で,洞察や発症年齢（若年発症）,チック障害（tic disorder: TD）関連性の有無など,その多様性を説明する様々な類型

的分類法が試行された[36]。最近では，次元的分類法である symptom dimension，すなわち症状軸が提唱され，その妥当性や信頼性が多角的に検証されている[3,27,36]。

同様に OCD の成因，ないし発症に関連する脆弱性についても，遺伝や家族性負因，ハンチントン舞踏病などの神経精神障害，TD などの既往や併存，A 群 β 溶血連鎖球菌感染症関連小児自己免疫性神経精神障害（pediatric autoimmune neuropsychiatric disorders associated with group A β -hemolytic Streptococcal infections: PANDAS）といった精神免疫，広汎性発達障害など，多彩な神経生物学的要因の関与が注目されている[29,51]。しかしこれらが，全ての OCD 患者の発病を説明しうるものではない。むしろ実際の臨床においては，このような生物学的要因との明確な関連を認めず，頑固さや几帳面など，ある種の性格パターンに環境要因が絡み，不安や葛藤を伴って OCD を発症，様々な認知的プロセスにより修飾され不安や強迫症状が増強しつつ，極度の疲労や抑うつ，重大な社会機能的問題を生じた末に，受診に至るケースがより多いものと思われる[30]。本稿では，成因や精神病理，comorbidity などに関する従来の研究を概観し，これらを OCD の多様性を説明する連続的スペクトラムの中で捉えたいくつかのモデルを紹介して，その臨床的意義を論じたい。

II OCD の発症，ないし病態に関わる生物学的要因

1. 遺伝学的要因（家族研究を含む）

最近の OCD に関する家族研究では，健常群との比較で，OCD 患者の第一親等親族において，閾値下，すなわち著しい苦痛や機能障害を伴わないものを含めた OCD の罹病率，さらには不安障害全般の危険率もより高度とされる[29,51]。すなわち生物学的，心理社会的要因などの加重により，強迫症状の発現に至るという何らかの脆弱性を，家族内

で共有している可能性がある．これは双生児研究の所見とも一貫し，特に若年発症例では，家系内集積性がより明確で，遺伝要因の比重が高まるものと考えられる[53,62,63]．さらに OCD と TD，ないしトゥレット症候群（Tourette syndrome: TS）とは，家族性，遺伝学的相互関連が推定されており，TD や TS 患者の親族には，OCD の頻度が高率で，同様に OCD の親族には，TD，ないし TS が高率とされる[9,18,46]．実際 Pauls ら[46] は，OCD 患者 100 例と健常対照者 33 例の，それぞれ第一親等親族に面接調査を行い，OCD の親族では，診断閾値を満たす（閾値上），ないし閾値下 OCD，及び TD の既往歴を，有意に高率に認めたという．そしてこの傾向が，若年発症であるほど顕著であり，特に 18 歳未満に発症した患者では，それ以降に発症した患者に比し，親族における閾値上ないし閾値下 OCD の発病危険率が，約 2 倍であったと報告している．しかし若年例にも孤発性を特徴とする一群も見られ，家族性とは病因的に異なるタイプの存在が推定されている[19]．一方，遺伝子研究では，遺伝学的多型性と OCD の成因や臨床像，治療反応性などとの関連性が検討され，中でも 5-HT や DA 系の各受容体，トランスポーター，そのプロモーター領域などが注目されている．例えば，5-HT トランスポーターの遺伝学的多型性について，OCD 自体との直接的関連性を否定する報告が多いが，SSRI の効果発現機序や反応性に影響する可能性が指摘されている[29,51,57]．さらに最近のゲノムワイド関連解析により，OCD 自体，若年例，ないし保存症状の疾患感受性遺伝子の報告もなされているが[20,55,56]，未だ知見は乏しい．

　このように OCD では，他の精神障害と同様，何らかの家族性，あるいは遺伝要因が，環境要因との相互作用を介し，その発症に関わる可能性がある．特に若年発症の場合にその傾向が顕著であるが，特異的遺伝子の解明は十分なされていない．今後，OCD の多様性にも配慮したエンドフェノタイプの特定，あるいは各表現型の発現機序や生物学的病態との関連性の検討などが，臨床応用を進める上でも重要となる．

2. 感染症，神経精神疾患との関連性

OCDでは，パーキンソン病，TS，シデナム舞踏病など，大脳基底核におけるDA系機能異常を伴う神経精神疾患との関連性が指摘されている[29,41,51,57]。また児童期のA群β-溶血連鎖球菌感染症による上気道感染はリウマチ熱を合併し，その後期症状として，舞踏様運動と共に，高率に強迫症状を呈する。この感染に伴う異常な自己免疫反応による線条体の形態的，機能的異常を介し，小児期OCDやTDなどの急性発症に病因的役割を担うことが推定され，PANDASが提唱されている[58]。実際リウマチ熱の既往があれば，OCDの早発，ordering（整頓）に関連した強迫症状，あるいはTDのcomorbidityなどを高率に認める[39]。PANDASとOCDとの関連性を裏づける従来の神経生物学的所見として，1）患者の線条体に形態的異常を認めること，2）これに伴う強迫症状やTDは，血漿交換療法や免疫グロブリン療法などに反応すること，3）リウマチ熱のBリンパ球形質マーカー（D8/17）は，PANDAS症例やTD，及びOCD患者において，対照群に比し高率に陽性であること，4）この抗体価の変動と強迫症状の重症度，ならびにTDの季節性（秋または冬）増悪との間に相関を認めること，などが挙げられる[40,51,58]。このように，神経免疫機能とOCDとの間には何らかの関連が推定されるが，その機序や特異性などについては，さらに検討を要する。

以下にOCDにおける神経生物学的病態を簡潔に述べる。これらの詳細は第4章「生物学的機序—治療的な観点から—」を参照されたいが，この中にはprimaryなものと，OCDに伴うsecondaryな病態変化を反映するものが混在する可能性がある。しかし例えば前頭葉や基底核領域の損傷が，OCD発症に先行することもあり，またOCD患者の脳形態学的画像研究では，淡蒼球や両側尾状核の体積減少など基底核の形態学的変化を，主に若年例を中心に認める[6,60]。特に線条体には，意識的情

報処理を自動的（無意識的）に選択，調整するという補助的機能があり，習慣的，あるいは手順，技術，型にはまった一連の行動などの無意識的学習は，皮質線条体で処理されている[29,51]。このような特性から，線条体は機能的上位脳領域の関与なく，学習により習得された順序的，反復的行動を生じうる。実際，無意識下での連続的行為の学習パラダイムでは，線条体活性の亢進と共に視床機能の抑制を認めるという。線条体に何らかの問題が生じた場合，無意識的情報処理過程が効率的に機能せず，意識的処理過程にアクセスを求める結果，視床の抑制機能が不十分となり，強迫症状に至るという指摘がある[51]。同様にOCDでは，注意の偏り，認知，記憶や実行系機能など情報処理過程での，primary，あるいはsecondaryな異常性の関与も指摘されている[43]。

3. 神経回路

　OCDの病態生理では，各種神経精神疾患との関連性や，神経心理学的諸検査，ならびに脳画像研究などの知見より，皮質－線条体－視床－皮質回路（cortico-striatal-thalamic-cortical circuit: CSTC）の関与が明らかにされている[29,41,51,57]。これはエラー検出や，刺激の重要性に関する認識などの認知，習慣システムや反応セットといった手続の潜在的学習，ならび学習後の自動的遂行など，OCDの主要な認知感情機能的特性に関連している。例えばSPECT検査では，前頭葉や大脳基底核の機能障害が明らかとされ，安静時PET研究では，眼窩前頭領域そして大脳基底核（特に尾状核頭部）の代謝亢進が確認されている[41,51]。さらにはSSRIなどの薬物，またはCBTによる治療前・後の糖代謝を比較した諸研究において，眼窩前頭部，及び大脳基底核双方の代謝率低下が認められており，これらOCDの定型的治療は，CSTC活性を正常化するものと考えられている[29,41,51]。このようにOCDの神経生物学モデルでは，前頭葉－皮質下回路が重要とされ，特に行動と深く関与する背外側前頭，眼窩前頭，及び前部帯状回の諸回路と，それぞれの相互関連が注

目されている。

4. 神経化学システム

　OCDに対する薬物療法の第一選択はSSRIであり，これを根拠に，OCDの病態に5-HT神経伝達異常が密接に関連するという5-HT仮説が提唱されている[29,51,57]。しかし現在のところ，その作用機序や特定の5-HT受容体の関与は明らかではなく，この機能異常をOCDの中核的病態とは必ずしも見なせない。しかし上述したCSTCは，5-HT系神経支配を受けており，例えばOCDのSSRIの長期投与では，眼窩前頭皮質の5-HT$_{1D}$受容体に脱感作が生じ，5-HT神経伝達物質の増加を認めるという。さらにSSRI治療前後の機能的画像研究の所見を合わせれば，その抗強迫作用に関連する一次性作用部位は，眼窩前頭皮質，及び線条体と推定されている。

　一方，OCDに対するSSRIの効果発現機序は，うつ病とは異なるものと考えられている。すなわちOCDでは，より高用量をより長期間要するとされるが，5-HT$_{1D}$終末自己受容体のdown-regulationが，抗強迫効果に関与する可能性がある[29,51]。さらに，SSRIのOCDに対する治療効果はうつ病に比して低く，中等度以上の改善を認めるものは50%程度とされる。このことから他の神経伝達物質の関与が疑われるが，中でもDAが注目されている。これを支持する所見として，1) DA作動薬は，ヒトや動物の常同運動を悪化する，2) OCDでは，TDなどの既往や併存をしばしば認める，3) DAシステムには，5-HT動態やネットワーク自体に，基底核（線条体）において直接的調整作用を有しており，5-HT及びDAシステムには，密接な相互関連性が存在する，などが挙げられる[8,29,44,51]。実際，SSRI単独に抵抗的，またはTDやTSなどと関連したOCD患者では，抗精神病薬の付加投与による有効性が報告されている。このように少なくともOCDのあるタイプでは，5-HT，DA伝達系の両方が，強迫症状の病態生理に関わる可能性（5-HT・DA

仮説）があり[29,51,57]，基底核において双方の機能的相互作用が存在し，DA 神経に対する 5-HT の持続的抑制の減弱により，DA 機能の亢進が生じていることも推定される．

III　OCD 発症に関わる心理的・認知的要因

　精神分析理論に基づいた「強迫神経症」の概念では，その発現は肛門期という発達段階への固着と退行によるものと解釈され，退行したリビドーの要求に対する反動形成，取り消し，隔離など機制を用いた自我防衛であり，症状には自我の禁止と共に，本能的衝動の充足的側面があるとされた[13]．さらに，倹約，頑固，几帳面といった，いわゆる強迫性格についても，同様の精神分析的解釈がなされ，「強迫神経症」患者固有の基礎性格をなし，両者の連続性が考えられた．しかし 1980 年に改訂された DSM-III 以降，OCD 患者における強迫性人格障害（obsessive-compulsive personality disorder: OCPD）の頻度は，回避性や依存性など他の cluster C に分類される personality disorder（PD）と概ね同等ないし低率であり，他の不安障害における OCPD の頻度とも差を認めなかった[38]．このように病前の強迫性格は，他の性格傾向よりは OCD 発症に関係しうるが，OCPD は必ずしも必要条件ではなく，両者の特異的関連性は否定的と結論づけられた[49]．しかし例えば Eisen ら[10]は，OCD と OCPD との関連性を，他の不安障害や感情障害と比較する中で，OCPD の全ての病理が OCD に関連するわけではなく，完全主義や細目へのこだわり，溜め込みなどが，他の障害に比し有意であり，その他の項目，例えば融通性に欠く過剰な良心や，仕事へののめり込み，頑固さ，倹約などでは，障害間の有意差を認めなかったという．さらに OCPD の comorbidity を有する OCD 患者は，早発を特徴とし，家族性要因の関与も指摘されている[54]．一方，完全主義をより多角的に見た場合，それの全般的傾向では，OCD とパニック障害とは同程度

で，これが不安障害共通の性格特性となる可能性がある[31]。しかし，「ミスへの過度のとらわれ」や「自身の行動への疑い」など，その一部の精神病理では，OCDとの特異的関連を認め，中でもwasherに比べcheckerでより高度であり，OCDと完全主義との関係は均質的ではなく，特に確認行為の発展や持続に影響する可能性がうかがえる[31]。さらにcheckerの中でも，正確性の追求から確認行為に至るものが，「人に危害や迷惑をかけていないか」という攻撃的な強迫観念に伴う場合に比し，より密接にOCPDとの関連性を示した[45]。このように少なくとも完全主義など，OCPDを構成する一部の精神病理は，OCDの発症，ないしその発現型と関連する可能性があり，これがOCD全般に関わる発症関連要因というよりは，対称性や正確性の追求，それによる確認，整理整頓，保存などの強迫症状，そして早発や家族性を特徴とするOCDの一群に，より特異的に関与するものと推測される。

　しかしOCDに併存するPD，あるいはこれに関連する人格的特性は，OCPD以外にもcluster AからCまで幅広く[30,34]，特に他の不安障害と比較して，統合失調型（schizotypal PD: SPD）などcluster A PDも相当数見られるなど，より多彩である[38]。OCD患者に見られる他のⅠ軸障害のcomorbidityも多様で，これらはOCDにおける精神病理的特性の不均質性を示唆している。ある種のPD，ないしPD clusterは，Ⅰ軸精神障害と連続線上の人格的機能障害といったスペクトラムを形成し，その諸次元をなすという仮定[1]に従えば，OCD患者に認めるcomorbidityの内容や特性が，精神病理のみならず，発症関連要因，脳内メカニズムなど生物学的機序を含めたOCDの多様性と相関し，これらを反映しうることも考えられる[34]。この観点から，OCDカテゴリー内の多様性，特に成因－精神病理－病態生理の連続性を検討する上で，まずは従来のOCDのcomorbidity研究を概観したい。

Ⅳ OCD の comorbidity

1. Ⅰ軸障害

構造化面接法を用いた従来の報告を総括すれば，少なくとも OCD 患者の約半数（48〜69%）に他の Ⅰ軸障害の comorbidity が報告されている[4,7,24,28,48]。この中では，大うつ病性障害（major depression: MD）などの気分障害が最も高率で，特に MD は少なくとも約 20〜30%に併存を認め，その生涯有病率は 50〜66%程度とされている[4,7,24,28,48]。本邦における我々の研究でも，初診時の MD の併存率は 36%であった[37]。その他の Ⅰ軸障害では，特定の恐怖症（1〜27%）や社会恐怖（4〜26%），全般性不安障害（1〜12%），パニック障害（4〜12%）などの不安障害，摂食障害（2〜20%），アルコール依存症などの物質関連障害（4〜8%），TD（2〜19%），TS（2〜5%）などが高率とされる[4,7,24,28,48]。このように，OCD 患者で見られる Ⅰ軸障害の comorbidity の中では MD が最も高率で，OCD 発症後二次的に出現する場合が多く[4,7,24,28,48]，MD を認める OCD 患者の 64〜85%では，OCD の発症が先行している[28,48]。このように OCD 患者で見られる MD，あるいは抑うつ状態の大半は，OCD による精神的葛藤や疲労，日常や社会生活上の機能的問題などに起因する可能性がある。

一方，児童・青年期の OCD 患者では，一過性ないし慢性 TD，ないし TS の併存は 20〜38%，TD の lifetime comorbidity も 26〜59%と，一貫し高率とされている[9,15,36,59]。TD 以外にも，PANDAS，注意欠陥/多動性障害（attention-deficit/ hyperactivity disorder: ADHD），及びアスペルガー障害（Asperger syndrome: AS）などは，OCD の若年発症との関連が指摘されている。例えば Geller ら[14,15]によると，若年 OCD 患者 30 例（平均年齢 13 歳）のうち 16 例に，A 群 β-溶血連鎖球菌感染症の既往，ないし ADHD や AS の併存が見られ，特に ADHD は早

発であるほど高率で，OCDの若年発症との有意な家族性関連を認めたという[16]。

2. Ⅱ軸障害

Ⅱ軸に分類されるPDのcomorbidityについて，構造化面接法を用いた欧米での研究によると，OCD患者の36〜88%に認めるとされ[7,24,28,34,48]，中でも回避性（5〜53%），依存性（5〜50%），OCPD（5〜28%）などcluster Cに分類されるPDが高率である。一方cluster A PDでは，SPDが5〜19%と比較的高率で，cluster B PDでは，演技性（5〜20%），境界性（0〜19%）などを高率に認める。我々もStructured Clinical Interview for DSM-Ⅲ-R Axis Ⅱを用い，75例のOCD患者を対象として調査したが[34]，53%に何らかのPDを認め，回避性，強迫性，依存性などのcluster C PD，次いでSPDなどのcluster A PDが高率であるなど，その傾向は欧米の報告と概ね一致していた（表3-1）。

Ⅴ 成因 − 精神病理 − comorbidity − 生物学的病態の連続性を説明するモデル

1. Comorbidityモデル

近年，OCDにおけるcomorbidityパターンを分類指標とした臨床研究が散見される中で[36]，背景にある中核的精神病理や認知的特性，生物学的異常などとの関連をスペクトラムで想定した類型的分類法が提唱されている[48]。すなわち他の不安障害や気分障害のcomorbidityを高率に認める一群は，「疑惑」，「不安」，「打消し行動」などを示し，「恐怖する結果がもたらす危険性の過剰評価」，すなわち危険性評価変異障害として特徴づけられ，不安が強迫行為の主たる誘因となる（亜型A）。一方，TDなどの異常運動障害や抜毛症などと関連し，神経学的ソフトサ

表3-1 OCD患者75例におけるDSM-Ⅲ-Rの各人格障害の頻度[34]

	人数	%
cluster A	22	29
妄想性	9	12
統合失調性	4	5
統合失調型	9	12
cluster B	13	17
反社会性	3	4
境界性	6	8
演技性	2	3
自己愛性	2	3
cluster C	40	53
回避性	19	25
依存性	9	12
強迫性	10	13
受動攻撃性	2	3
自己敗北型	0	0

Matsunaga, H. et al.（1998）の一部を改編し示した。

インを高率に認め，「不全感」や「完全主義」的傾向を特徴とする一群では，強迫的，儀式的行為の「納得できる完了」を妨げられた場合にのみ不安，緊張が高まる（亜型B）。また症状の合理性や妥当性について確信的で，魔術的，あるいは奇妙な意味づけを認め，症状の自我異質性や不安・葛藤に乏しい精神病スペクトラム群では，SPDなどのcluster A群PDのcomorbidityを認めやすい（亜型C）。この中の亜型Aでは，5-HT系機能異常が中心的とされ，cluster C，ないしBのPDと密接に関連する。また亜型BにはDA系がより介在し，完全主義や頑なさ，生産性への没頭など，上述したOCPDに該当する性格傾向が顕著であるが，TDやPANDASなどに伴う大脳基底核（特に線条体）の機能的，ないし器質的異常が，その発症の背景要因として関与する可能性がある。

一方，亜型Cにおいては，5-HT系，DA系双方のより広範な機能障害が推定され，統合失調症や妄想性障害を発現するリスクが高度とされる。このようなOCDと精神病性障害との関連は古くから注目され，DSM-III-R以降は，OCDと精神病性障害，特に統合失調症との併存が高率であることが，多くの臨床研究により支持されている。すなわち，初回エピソードの統合失調症患者の約4〜20%，そして慢性期の場合，9〜40%にOCDのcomorbidityを認め，その約半数では，OCDが先行発症するとされる[5,11,30,50]。この点，亜型Cの典型的人格パターンであるSPDが，精神病スペクトラム上に位置づけられ，ストレス反応としての短期精神病性障害や，統合失調症，及び妄想性障害など精神病性障害の発症関連要因となりうる点を考慮すれば，OCD－統合失調症スペクトラムといった両者の連続性をSPDが介在している可能性と共に，このタイプの患者がOCDの中で独立した亜型を構成することが推定される[30]。OCD患者の中に，分裂気質的性格傾向を認める一群が存在することは，成田[42]による現象記述的考察の中でも指摘されており[44]，神経質，内向的，感情閉鎖的，観念的，空想的，対人的孤立，内心の不安全感などが，OCD，特に男性患者に特徴的な性格傾向とされている。これは，女性において，強迫症状を介し周囲に依存，巻き込む傾向が顕著であることと対極をなすものであり，実際我々の研究でも，OCD患者に認める性差は，症状自体よりは，対人関係や社会適応様式に強く反映され，男性ではSPDなどcluster A PDが，女性では依存性や境界型PDが，それぞれ有意に高率であった[32]。このような対人関係や感情不安定性，著しい衝動性などの境界性人格，ないしそれと連続する人格特性を背景とし，著明な他者巻き込みや操作性，自傷行為など衝動的問題行動を繰り返す一群も見られる[32]。

しかしcomorbidityパターンを指標とする場合，用いる評価基準や面接法など調査方法の分散に加え，評価時の対象者の状態や，調査対象の年齢や性差などにより生じるバイアスに注意すべきである[28,36]。例えば

上述したように，TD について，児童・青年期 OCD 患者と成人例とでは，その生涯有病率に明らかな格差を認め，若年例でより高率である。これは OCD の早発と TD との相関性を支持する一方で，この既往を成人期に，retrospective に確認することの困難さを示唆するものとも考えられる[36]。また現時点では，PD として評価された人格傾向の全てを，OCD の発症関連要因，ないし特異的精神病理として見立てることは難しい[30]。それは，カテゴリー分類法に関するもの，特に操作的診断基準や閾値設定など，その特性に関わる諸問題から，完全主義など有意な人格傾向が PD として反映されず見逃される場合や，PD を評価する際，Ⅰ軸障害が引き起こす日常や社会生活上の機能的問題を，PD による人格的病理と混同する場合があるためなどである[28,30,52]。さらには OCPD を OCD に伴う二次的現象と捉え，若年発症の場合などは，OCD への適応過程に OCPD が発展するという見解もなされている[59]。このように PD 診断においても，primary，あるいは secondary なものが混在している可能性があり，その判別は容易ではない。今後これらの点を解明し，OCD の発症や多様性に関連する病前性格を特定する上で，いくつかの性格特性に計測軸を設定し，それに基づいてパーソナリテイの偏りを表現する dimension 方式の導入や，さらなる prospective study なども必要になるものと考える。

2. Symptom dimension モデル

Symptom dimension（症状軸）は，Yale-Brown Obsessive Compulsive Scale（Y-BOCS）で特定された強迫症状を，因子分析して抽出した contamination/cleaning（汚染・洗浄），symmetry/ordering（対称性・整頓），hoarding（保存），forbidden thoughts/checking（禁断的思考・確認）などの各 dimension から構成され，それぞれの score 化により，量的評価を含む基準として，その傾向と臨床症状や治療，予後などとの関連性を検討しうる[27]（前章図 2-1 参照）。これは次元的分類法に該

当し，OCDという診断カテゴリーや，「正常範囲内」，ないし「病的」という区別に制約されず，摂食障害や統合失調症，MD，さらには頭部外傷後などに伴う強迫症状，また健常人の強迫的傾向にも適応可能である[27]。各dimensionの構成，すなわち症状構造の文化や民族，地域差，そして年齢に関わらない安定性・信頼性は既に検証され[3,35]，この妥当性検討の中では，comorbidityなど精神病理学的，脳機能や家族性，及び遺伝学的などの生物学的研究，そして薬物やCBTなど治療的側面などから，それぞれの特異性が多面的に支持されている[2,17,25-27,33,35]。例えば「保存」，あるいは「禁断的思考・確認」dimensionでは，有意な家系内集積性を認め，女性に限定すれば「対称性・整頓」dimensionでも有意な家族性が見られたという[22]。またPANDASやTDは，「対称性・整頓」dimensionと密接に関連する[2,25,27]。さらに近年，各dimensionにおいて，脳の形態学的・機能的病態の特異性も報告されている[27,41,61]。一方，他のⅠ軸障害との関連，すなわちcomorbidityについても，例えば「禁断的思考・確認」と不安障害やMD，「対称性・整頓」と双極性障害，「汚染・洗浄」と摂食障害，そして「保存」と病的賭博，抜毛症や爪噛みといった常同的自傷行動など，各dimensionでの傾向に相違を認める[21]。さらに「対称性・整頓」及び「保存」dimensionは，相互関連性が強く，SPDやOCPDなどの人格的病理，早発，洞察不良，自我親和的特性などにより特徴づけられる[2,27,33]。またこれらが高度であれば，SSRIやCBTに対してより治療抵抗性で[23,25-27,33,35]，抗精神病薬の付加投与を要する割合が高いが，特に「対称性・整頓」dimensionが優勢であれば，これに反応する場合が少なくない[33]。しかしながらsymptom dimensionは，その内容を含め，未だ絶対的なものではなく，現段階では検討すべき課題も多い。例えば従来の報告では，「その他」に分類される強迫症状について，見解が一貫していないなど，全ての強迫症状がいずれかのdimensionの中で，安定的に説明されている状況ではない[3,27]。同様に「保存」症状については，

これをOCD症状として捉えるべきか，独立した症候群とすべきか，DSM-Vに向け現在議論がなされている[47]。また症状変遷に関わる問題，すなわち経過中に患者が示す強迫症状の変動が顕著であれば，その妥当性や有用性は保証されない。しかし従来の長期的前方視的研究によれば，これが比較的安定的であり，多くの場合はdimension内の変化に留まるという[27]。さらにこの方法は，診断カテゴリーに制約されない面を利点とするが，一方，臨床的有用性や利便性に配慮すれば，妥当なscore化，特にカットオフ・ポイントといった診断的閾値設定により，OCD診断カテゴリーとの関連性を明確化できるかが注目される。

VI　おわりに

以上，OCDの成因や精神病理，comorbidityなどに関する従来の研究を概観すると共に，神経生物学的病態との関連も含め，これらをOCDの多様性を構成する連続的スペクトラムの中で捉えたいくつかのモデルを紹介した。ここで示したように，従来からの症候学的，精神病理学的特徴，及び成因や病態生理などに関する様々な研究や，有効な治療法，及びその反応性などから，現在のOCDカテゴリー内の不均質性は明白である。これを説明するための分類システムは，研究面では，それが妥当かつ明確で，十分な特異性や信頼性が保証されていることが必要であり，一方臨床面では，差異的で適用が容易であり，治療法や予後を的確に反映できるものほど有用となる。その点，本稿で紹介したモデルは，未だ信頼性や実用性など検討すべき問題点を残すものの，個々の患者の臨床像について多角的，統合的理解を図る上で，有力な指標となりうる。さらに今後，このような指標の臨床応用，例えば個々に最適な治療法の合理的選択，新たな治療システムの開発や実践，標準化などの試みが重要となる。

■文　献

1) American Psychiatric Association: Diagnostic and statistical manual of mental disorders. (4th ed.) APA, Washington, D.C., 1994.
2) Bear, L.: Factor analysis of symptom subtypes of obsessive compulsive disorder and their relation to personality and tic disorders. J Clin Psychiatry 55; 18-23, 1994.
3) Bloch, M.H., Landeros-Weisenberger, A., Rasario, M.C. et al.: Meta-Analysis of the symptom structure of obsessive-compulsive disorder. Am J Psychiatry 165; 1532-1542, 2008.
4) Brown, T.A., Campbell, L.A., Lehman, C.L. et al.: Current and lifetime comorbidity of the DSM-IV anxiety and mood disorders in a large clinical sample. J Abnorm Psychol 110; 585-599, 2001.
5) Byerly, M.J., Goodman, W.K.: Comorbid schizophrenia; implications for treatment of obsessive-compulsive disorder. In: (eds) Goodman, W.K., Rudorfer, M.V., Maser, J.D.: Obsessive-Compulsive Disorder; contemporary issues in treatment. Lawrence Erlbaum Associates, Mahwah, N.J., pp69-86, 2000.
6) Carmonaa, S., Bassas, N., Rovira, M. et al.: Pediatric OCD structural brain deficits in conflict monitoring circuits: A voxel-based morphometry study. Neuroscience Letters 421; 218-223, 2007.
7) Denys, D., Tenney, N., van Megen, H.J.G.M. et al.: Axis I and II comorbidity in a large sample of patients with obsessive-compulsive disorder. J Affect Disord 80; 155-162, 2004.
8) Denys, D., van der Wee, N., Janssen, J. et al.: Low level of dopaminergic D2 receptor binding in obsessiv-compulsive disorder. Biol Psychiatry 55; 1041-1045, 2004.
9) Eichstedt, J.A., Arnold, S.L.: Childhood-onset Obsessive-Compulsive Disorder: A tic-related subtype of OCD? Clin Psychol Rev 21; 137-158, 2001.
10) Eisen, J.L., Coles, M.E., Shea, M.T. et al.: Clarifying the convergence between obsessive compulsive personality disorder criteria and obsessive-compulsive disorder. J Personal Disord 20; 294-305, 2006.
11) Eisen, J.L., Rasmussen, S.A.: Obsessive-compulsive disorder with psychotic features. J Clin Psychiatry 54 ; 373-379, 1993.
12) Fineberg, N.A., Saxena, S., Zohar, J. et al.: Obsessive-compulsive disorder: boundary issues. CNS Spectr 12; 359-375, 2007.
13) Freud, S.: Hemmung, symptoms und angst. In: Sigmund Freud Gesammelte Werke Bd XIV. Imago Publishing Co, London, 1948.（井村恒郎，小此木啓吾ほか訳：制止，症状，不安．フロイト著作集6 自我論・不安本能論．人文書院, 東京, 1970）
14) Geller, D.A., Biederman, J., Coffey, B.J., et al.: Developmental Aspascts

of Obsessive Compulsive Disorder: Findings in Children, Adolescents and Adults. J Nerv Ment Dis 189; 471-477, 2001.
15) Geller, D.A., Biederman, J., Lefkowitz, T.R., et al.: Comorbidity of juvenile obsessive-compulsive disorder with disruptive behavior disorders. J Am Acad Child Adolesc Psychiatry 35; 1637-1646, 1996.
16) Geller, D., Petty, C., Vivas, F. et al.: Further Evidence for Co-Segregation between Pediatric Obsessive Compulsive Disorder and Attention Deficit Hyperactivity Disorder: A Familial Risk Analysis Biol Psychiatry 61; 1388-1394, 2007.
17) Gilbert, A.R., Mataix-Cols, D., Almeida, J.R.C. et al.: Brain structure and symptom dimension relationships in obsessive-compulsive disorder: A voxel-based morphometry study. J Affect Disord 109; 117-126, 2008.
18) Grados, M.A., Riddle, M.A., Samuels, J.F. et al.: The familial phenotype of obsessive-compulsive Disorder in relation to tic disorders: The Hopkins OCD family study. Biol Psychiatry 50; 559-565, 2001.
19) Hanna, G.L., Fischer, D.J., Chadha, K.R. et al.: Familial and sporadic subtypes of early-onset obsessive-compulsive disorder. Biol Psychiatry 57; 895-900, 2005.
20) Hanna, G.L., Veenstra-VanderWeele, J., Cox, J.N.C. et al.: Evidence for a Susceptibility Locus on Chromosome 10p15 in Early-Onset Obsessive-Compulsive Disorder. Biol Psychiatry 62; 856-862, 2007.
21) Hasler, G., Lasalle-Ricci, V.H., Ronquillo, J.G. et al.: Obsessive-compulsive symptom dimensions show specific relationships to psychiatric comorbidity. Psychiatry Res 135; 121-132, 2005.
22) Hasler, G., Pinto, A., Greenberg, B.D. et al.: Familiarity of Factor analysis-Derived YBOCS Dimensions in OCD-Affected Sibling Pairs from the OCD Collaborative Genetics Study. Biol Psychiatry 61; 617-625, 2007.
23) Landeros-Weisenberger, A., Bloch, M.H., Kelmendi, B. et al.: Dimensional predictors of response to SRI pharmacotherapy in obsessive–compulsive disorder. J Affect Disord 121; 175-179, 2010.
24) LaSalle, V.H., Cromer, K.R., Nelson, K.N. et al.: Diagnostic interview assessed neuropsychiatric disorder comorbidity in 334 individuals with obsessive-compulsive disorder. Depress Anxiety 19; 163-173, 2004.
25) Leckman, J.F., Grice, D.E., Boardman, J. et al.: Symptoms of obsessive-compulsive disorder. Am J Psychiatry 154; 911-917, 1997.
26) Mataix-Cols, D., Rauch, S.L., Manzo, P.A. et al.: Use of factor-analyzed symptom dimensions to predict outcome with serotonin reuptake inhibitors and placebo in the treatment of obsessive-compulsive disorder. Am J Psychiatry 156; 1409-1416, 1999.
27) Mataix-Cols, D., Rosario-Campos, M.C., Leckman, J.F.: A multidimensional

model of obsessive-compulsive disorder. Am J Psychiatry 162; 228-238, 2005.
28) 松永寿人：強迫性障害の comorbidity―その内容，臨床的意義，留意点，今後の展望について―．精神科 5; 95-103, 2004.
29) 松永寿人：強迫性障害の生物学的側面．Bulletin of Depression and Anxiety Disorders 3; 8-12, 2005.
30) 松永寿人：強迫性障害と病前性格；統合失調症との関連を含めて．最新精神医学 14; 261-268, 2009.
31) 松永寿人，池谷俊哉，松井徳造ほか：強迫性障害患者が示す完全主義の特徴について．臨床精神医学 29; 1625-1632, 2000.
32) Matsunaga, H., Kiriike, N., Matsui, T. et al.: Gender differences of social and interpersonal features and personality disorders among Japanese patients with obsessive-compulsive disorder. Compr Psychiatry 41; 266-272, 2000.
33) Matsunaga, H., Hayashida, K., Kiriike, N. et al.: The clinical utility of symptom dimensions in obsessive-compulsive disorder. Psychiatr Res (in press)
34) Matsunaga, H., Kiriike, N., Miyata, A. et al.: Personality disorders in patients with obsessive compulsive disorder in Japan. Acta Psychiatr Scand 98; 128-134, 1998.
35) Matsunaga, H., Maebayashi, K., Hayashida, K. et al.: Symptom structure in Japanese patients with obsessive-compulsive disorder. Am J Psychiatry 165; 251-253, 2008.
36) 松永寿人，前林憲誠，切池信夫：強迫性障害（Obsessive-Compulsive Disorder; OCD）の多様性と分類システムの検討―その変遷と現況，そして問題点―．精神経誌 110; 161-174, 2008.
37) 松井徳造，松永寿人，岩崎陽子ほか：強迫性障害患者における大うつ病の comorbidity と治療反応性への影響．精神医学 43; 957-962, 2001.
38) Mavissakalian, M., Hamann, M.S., Haidar, S.A. et al.: DSM-III personality disorders in generalized anxiety, panic/agoraphobia, and obsessive-compulsive disorders. Compr Psychiatry 34; 243-248, 1993.
39) Mercadante, M.T., Diniz, J.B., Hounie, A.G. et al.: Obsessive-compulsive spectrum disorders in rheumatic fever patients. J Neuropsychiatry Clin Neurosci 17; 544-547, 2005.
40) Murphy, T.K., Sajid, M., Soto, O. et al.: Detecting pediatric autoimmune neuropsychiatric disorders associated with streptococcus in children with obsessive-compulsive disorder. Biol Psychiatry 55; 61-68, 2004.
41) 中尾智博：OCD の病態研究の update；neuroimaging study の知見から．精神経誌 111; 802-809, 2009.
42) 成田善弘，中村勇二郎，水野信義ほか：強迫神経症についての一考察：「自己完結型」と「巻き込み型」について．精神医学 16; 25-32, 1974.

43) Olley, A., Malhi, G., Sachdev, P.: Memory and executive functioning in obsessive-compulsive disorder: A selective review. J Affect Disord 104; 15-23, 2007.
44) Olver, J.S., O'Keefe, G., Jones, G.R. et al.: Dopamine D1 receptor binding in the striatum of patients with obsessive-compulsive disorder. J Affect Disord 114; 321-326, 2009.
45) 大矢健造, 松永寿人, 松井徳造ほか：強迫性障害の多様性検討―確認行為について―. OCD 研究会編：強迫性障害の研究 (6). 星和書店, 東京, pp23-30, 2005.
46) Pauls, D.L., Alsobrook, J.P.II, Leckman, J.F., et al.: A family study of obsessive-compulsive disorder. Am J Psychiatry 152; 76-84, 1995.
47) Pertusa, A., Fullana, M.A., Singh, S. et al.: Compulsive hoarding; OCD symptom, distinct clinical syndrome, or both? Am J Psychiatry 165; 1289-1298, 2008.
48) Pigott, T.A., L'Heureux, F., Dubbert, B. et al.: Obsessive compulsive disorder: comorbid conditions. J Clin Psychiatry (suppl) 55; 15-27, 1994.
49) Pollack, J.: Relationship of obsessive-compulsive personality to obsessive-compulsive disorder: a review of the literature. J Psychol 121; 137-148, 1987.
50) Poyurovsky, M., Faragian, S., Shabeta, A. et al.: Temporal sequence of clinical manifestation in Comparison of clinical characteristics, co-morbidity and pharmacotherapy in adolescent schizophrenia patients with and without obsessive-compulsive disorder. Psychiatr Res 159; 133-139, 2008.
51) Rauch, S.L., Cora-Locattelli, G., Greenberg, B.D. et al.: Pathogenesis of obsessive-compulsive disorder. In Pathogenesis of obsessive-compulsive disorder. In: (eds) Stein, D.J., Hollander, E.: Textbook of anxiety disorders. American Psychiatric Association, Washington, DC, pp191-205, 2002.
52) Ricciardi, J.N., Baer, L., Jenike, M.A. et al.: Changes in DSM-III-R Axis II diagnoses following treatment of obsessive-compulsive disorder. Am J Psychiatry 149; 829-831, 1992.
53) Rosario-Campos, M.C., Leckman, J.F., Curi, M. et al.: A family study of early-onset obsessive-compulsive disorder. Am J Med Genet B Neuropsychiatr Genet 136B; 92-97, 2005.
54) Samuels, J., Nestadt, G., Bienvenu, O.J. et al.: Personality disorders and normal personality dimensions in obsessive-compulsive disorder. Br J Psychiatry 177; 457-462, 2000.
55) Samuels, J., Shugart, Y.Y., Grados, M.A. et al.: Significant linkage to compulsive hoarding on chromosome 14 in families with obsessive-compulsive disorder: results from the OCD collaborative genetics study. Am J Psychiatry 164; 493-499, 2007.
56) Shugart, Y.Y., Samuels, J., Willour, V.L. et al.: Genomewide linkage

scan for obsessive-compulsive disorder: Evidence for susceptibility loci on chromosomes 3q, 7p, 1q, 15q, and 6q. Mol Psychiatry 11; 763-770, 2006.
57) Stein, D.J.: Obsessive-compulsive disorder. Lancet 360; 397-405, 2002.
58) Swedo, S.E., Leonard, H., Garvey, H. et al.: Pediatric autoimmune neuropsychiatric disorders P associated with streptococcal infections: Clinical description of the first 50 cases. Am J Psychiatry 155; 264-271, 1998.
59) Swedo, S.E., Rapoport, J.L., Leonard, H.I. et al.: Obsessive-compulsive disorder in children and adolescents, Clinical phenomenology of 70 consecutive cases. Arch Gen Psychiatry 46; 335-341, 1989.
60) Szeszko, P.R., MacMillan, S., McMillan, M. et al.: Brain structural abnormalities in psychotropic drug-naive pediatric patients with obsessive-compulsive disorder. Am J Psychiatry 161; 1049-1056, 2004.
61) van den Heuvel, O.A., Remijnse, P.L., Mataix-Cols, D. et al.: The major symptom dimensions of obsessive-compulsive disorder are mediated by partially distinct neural systems. Brain 132; 853-868, 2009.
62) van Grootheest, D.S., Cath, D.C., Beekman, A.T. et al.: Twin studies on obsessive-compulsive disorder: a review. Twin Res Human Genet 8; 450-458, 2005.
63) van Grootheest, D., Cath, D., Beekman, A. et al.: Genetic and environmental influences on obsessive-compulsive symptoms in adults: a population-based twin-family study. Psychol Med 37; 1635-1644, 2007.

（松永寿人・林田和久）

第1部　OCDの基礎知識

第4章

生物学的機序 —治療的な観点から—

I　はじめに

　強迫性障害（obsessive-compulsive disorder: OCD）は従来神経症を代表する疾患のひとつと考えられていたが，近代精神医学の発展とともに，種々の強迫行為にみられる特有の行動様式や器質的素因の強い神経疾患との症状の近似性から，その病態における生物学的特質が注目されるようになった。さらに，この20年余に進展した臨床薬理，機能画像，形態画像，神経心理といった領域における研究結果はOCDが特有の生物学的基盤の上に存在する可能性を強く示唆している。OCDの生物学的機序の解明は今後の治療法の発展にも大きく影響すると思われる。

II　前頭葉障害・基底核疾患とOCD

　脳画像研究が発展する以前から，神経心理研究やOCD症状と関連性の強い神経疾患の研究などによってOCDと局所脳機能との関連が示唆され，なかでも前頭葉と基底核がOCDの病態の責任部位として注目さ

れてきた。

　前頭葉に関して，同領域の局所脳損傷によってOCD類似の症状が出現することが知られている。神経心理研究からは，OCD患者特有の柔軟性に欠けた固着的な思考・行動様式は，遂行機能，空間認知，非言語性記憶といった前頭葉機能に関連した高次認知機能障害の影響を受けている可能性が指摘されている[8]。Savage[13]は，脳における前頭葉－皮質下回路の障害が，遂行機能と二次的な非言語的記憶の障害を引き起こし，その結果として強迫観念や強迫行為が出現するという。さらに臨床症状としての強迫症状が持続することによって，脳における神経回路の異常はより増幅され，それにより神経心理機能の障害も強まった結果，脳－認知機能－臨床症状間における連鎖的な症状増幅回路が形成されると主張する。

　一方，基底核に関連して，チック障害やトゥレット症候群，シデナム舞踏病，ハンチントン病といった神経疾患に強迫症状の出現が多く認められる。例えば常染色体優性遺伝型式をとる神経変性疾患であるハンチントン病は尾状核の萎縮を特徴的な所見とするが，性格変化や抑うつとともに強迫症状が出現しやすいことが知られている。基底核は大脳皮質運動関連領域との神経連絡によって運動機能を調節するが，その他に意志の発動，行動計画，注意，社会行動などの高次脳機能の調節にも関与しており，これらのコントロール障害がOCDの病態の一部を担っている可能性も考えられる。近年では，Swedoら[15]によって提唱されたA群β溶血連鎖球菌感染症関連小児自己免疫性神経精神障害（pediatric autoimmune neuropsychiatric disorders associated with group A β-hemolytic Streptococcal infections: PANDAS）が小児期に急性発症するOCDの原因として注目されており，溶連菌感染後に自己免疫性の機序によって基底核に炎症を生じている可能性が示唆されている。

Ⅲ　OCDの臨床薬理・神経化学

　1980年代以降の統制的臨床研究によって，抗うつ薬のなかでもclomipramine，選択的セロトニン再取り込み阻害剤（SSRI）といったセロトニン再取り込み阻害剤（SRI）が特異的な抗強迫効果をもつことが実証されている。

　OCDの薬物反応性の特徴として，SRI以外の抗うつ薬・抗不安薬では十分な効果が期待できないこと，効果発現には高用量SRIを必要とすること，さらにSRI治療でも30～50％の患者は反応しないこと，が挙げられる。SRI治療への反応性は臨床的な種々の因子との関連性を指摘されており，早期発症例，チック障害やトゥレット症候群の合併例，hoardingやprimary slownessといった特殊な症状が主体である患者はSRI治療抵抗性が強いとされる[9]。そのような治療抵抗性のOCD患者にhaloperidolやpimozideといった抗精神病薬による強化療法が有効であることが示唆されており，近年ではrisperidone，olanzapine，quetiapineなどの非定型抗精神病薬による強化療法の有効性が報告されている[5]。

　OCDに対してSRIが特異的に有効に作用する薬理学的な背景としては，SRIが他のタイプの抗うつ薬と比較して神経終末におけるシナプス間隙内のセロトニン再取り込みを担うセロトニントランスポーターへの親和性が高いことにあると考えられている。なかでも前頭眼窩面における前シナプス$5\text{-}HT_{1D}$自己受容体，後シナプス$5\text{-}HT_2$受容体がOCDの症状発現に関与している可能性が指摘されている[4]。SRI自体の$5\text{-}HT_2$受容体への作用は前頭葉，尾状核，視床，海馬といった各領域にもたらされるが，OCDでは高用量かつ長期のSRI投与によって前頭眼窩面の$5\text{-}HT_{1D}$自己受容体の感受性低下と$5\text{-}HT_2$受容体の賦活化が起こり，その結果同領域における神経終末でのセロトニン活性の増加がもたらされ

ることによって，抗強迫効果が得られると考えられている。

　一方，SRI治療に対する不十分な反応は，OCDの病態をセロトニン伝達系だけで説明することの限界を示しており，ドーパミン系の関与も考えられている。ドーパミン作動薬による強迫症状類似行動の出現，ドーパミン遮断薬による強迫症状の軽減，治療抵抗例でのSRIとドーパミン遮断薬併用の有効性などから，OCDにおいてはドーパミン系の直接的関与，ないしドーパミン－セロトニン間の相互調整作用があると考えられている。特にSRIに反応性の悪いOCDでは，基底核領域におけるドーパミン活性が病態に密接に関与しているのかもしれない。

　ドーパミン，セロトニン以外にもグルタミン酸やGABAといった神経伝達物質がOCDの病態生理に関与することが報告されており，OCDではこれらの物質を介した前頭葉，基底核，視床の各領域の神経回路制御に異常が生じている可能性が指摘されている。

Ⅳ　OCDの機能画像

　OCDの脳病態に関する研究は，1980年代後半以降にPETやSPECTといった機能画像検査法が実用化されてから，急速な発展を遂げた。

　安静時の脳活動を調べたPET，SPECT研究ではBaxterら[1]による前頭眼窩面や尾状核の代謝亢進の報告を初めとして，前頭葉や前帯状回，尾状核，視床といった領域の機能異常が報告されている。近年Whitesideら[17]が行ったOCDを対象とした13のPET，SPECT研究のメタ解析の結果では，前頭眼窩面と尾状核頭部領域が有意な異常所見を示すという結果が得られている。

　強迫症状を誘発する心理課題を用いた撮像によって，症状出現時の脳の状態が観察されている。Zoharら[18]はSPECT撮像時に強迫刺激への曝露を行い，不安の増強と，尾状核・前頭眼窩面の血流の亢進が相関を示した事実を報告している。他に海馬と後部帯状回のブドウ糖代謝

の増加と不安の亢進との相関を認めた PET による報告や，やはり PET 撮影時に症状誘発課題を用い，尾状核・前帯状回での代謝の亢進を認めた報告がある。これらの研究は，OCD における前頭眼窩面や尾状核・帯状回などの領域の過活性は特性としての異常であると同時に，強迫症状や随伴する不安によって状態依存的に増強することを示唆すると考えられる。

1990 年代半ば以降は，fMRI を用いた研究が活発に行われている。fMRI は局所脳血流の変化を MRI 画像のコントラスト変化として捉えるもので，比較的高い時間・空間分解能を有することから心理賦活課題を用いた研究に適している。fMRI による研究によって前頭葉領域の精密な賦活部位の同定とともに，PET や SPECT では見いだされていなかった部位の所見も幅広く見いだされている。Menzies ら[7] が行った 15 の fMRI 研究のメタ解析によれば，OCD 患者は，前帯状回，内側前頭回，下前頭回，海馬，視床，頭頂葉，後頭葉，尾状核，小脳，といった多くの部位で健常者と異なる賦活パターンを示していたという。機能画像で得られた OCD の病態に関連の深い部位を図示した（図 4-1）。

V 機能画像による治療反応性の検証

治療前後での機能画像を比較することによって薬物療法や行動療法による臨床的な改善と脳機能変化の関連について評価することが可能である。Benkelfat ら[3] は PET を用いた研究で，前頭眼窩面・尾状核におけるブドウ糖代謝が亢進していた患者が，clomipramine による薬物療法後，症状改善に伴い代謝が正常化したことを報告した。やはり PET を用いた Baxter ら[2] の報告では，薬物療法・行動療法後に，治療反応群では右尾状核のブドウ糖代謝の亢進が改善し，前頭眼窩面・尾状核・視床における病的相関も消失したという。彼らはこの病的相関の有無が治療反応性を予見する重要な因子であることを指摘している。

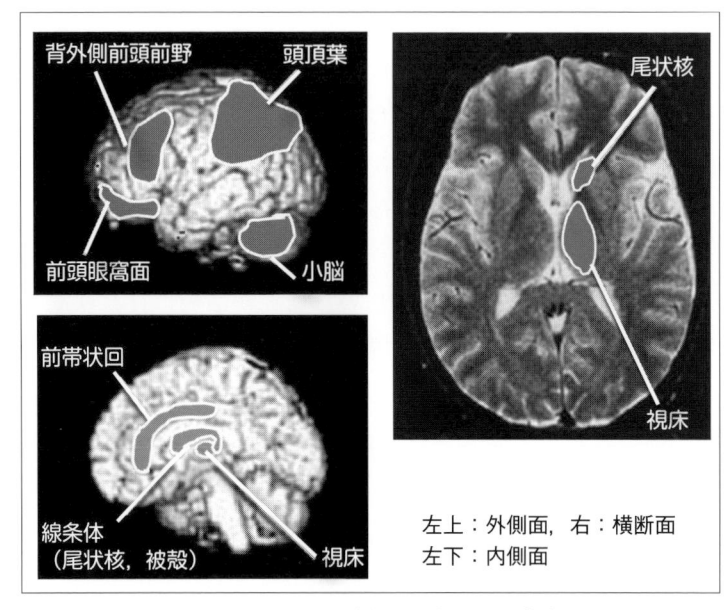

図 4-1　OCD の病態に関与する脳部位

OCD では図に示すような多くの部位において，健常者とは異なる脳活動が報告されている。もっとも特徴的なものは前頭眼窩面，尾状核の活性亢進である。

著者らの研究グループでも行動療法，薬物療法による治療の前後に fMRI を用いた撮影を行っており，治療前の患者は強迫観念を惹起するような語の連想時前頭眼窩面や視床の活動が亢進すること，認知課題（Stroop 課題）施行時には健常者より頭頂葉や小脳の活動が弱いことを確認している。さらに，行動療法や fluvoxamine による症状改善後はこれらの活動パターンはより健常者に近づくこと，つまり症状に関連する前頭葉の活動は低下し，認知課題に対する頭頂葉や小脳など後方脳の活動は増加することを確認している[10]。

また，治療効果と機能画像の相関を調べた研究によって，治療前の前頭眼窩面や尾状核の活性度が，治療反応を予測する因子となることが報告されており，機能画像が治療効果判定とともに治療効果予測マーカーとしても活用できる可能性が示されている。

近年の新しい試みとしてPETやSPECTで用いるリガンドの特性を利用して神経伝達物質の受容体やトランスポーターの定量的な評価を行う分子イメージング研究が始まっている。OCDと健常者ではドーパミントランスポーター，セロトニントランスポーターの利用率に差があるとの報告がされており，今後の薬物療法の発展への貢献が期待されている。

Ⅵ OCDの形態画像

OCDの脳形態に関して，CT，MRIを用いた初期の研究では定見は得られなかった。しかし近年，標準化されたMRI画像をもとに全脳的にvoxel単位での体積比較を行うvoxel based morphometry（VBM）解析によって，興味深い知見が得られつつある。Pujolら[11]は，72名のOCD患者のMRI画像のVBM解析を行い，対照群に比して内側前頭回や前頭眼窩面における灰白質体積の減少，両側被殻腹側部や小脳前部の灰白質体積増加を報告している。形態画像に関しては，特に早期発症のOCDとの関連も調べられている。OCDの約50％は児童思春期に発症する早発型であるが，男性に多く，遺伝負因を有しやすい，他の精神疾患の併発率が高く，SRIに対する反応性といった特徴を有している。Rosenbergら[12]のグループは早発型OCDにおける基底核や視床の異常構造を見出しており，早発型OCDの形態画像解析はOCDの生物学的特性を解明するための有用な手法のひとつと考えられる。

形態画像研究において，近年注目されているもうひとつの手法が拡散テンソル画像（diffusion tensor imaging: DTI）である。これはブラウン運動に由来する水分子の拡散運動が神経線維の走行によって異方性（anisotropy）をもつことを利用して，大脳皮質を結ぶ神経連絡路を定量的に画像化したものである。Szeszkoら[16]はDTIを用いて，OCD患者のfractional anisotropyが減少していることを明らかにした。DTI

研究はOCDの神経回路異常の解明にむけて有用な手法となる可能性がある。

Ⅶ OCD-loop 仮説

このように1980年代以降の20年余の間に，OCDに関して機能画像・形態画像による知見が数多く集積されたことにより，OCDの脳病態に関していくつかの仮説が得られるようになった。その代表的なものとして，Saxenaら[14]による前頭葉－皮質下回路に関する神経ネットワーク仮説（OCD-loop仮説）がある。

本仮説によれば，前頭眼窩面を主とした前頭葉領域の活性化に伴い，それらの領域からの入力を間接的経路（背側前頭前野－線条体－淡蒼球－視床下核－淡蒼球－視床－皮質）と直接的経路（前頭眼窩面－線条体－淡蒼球－視床－皮質）に振り分ける尾状核において制御障害が生じ（ブレイン・ロック），視床への抑制性の制御が弱まる。その結果視床と前頭眼窩面の間でさらなる相互活性が生じ，強迫症状が維持，増幅されるという（図4-2）。

これらの領域の機能的役割を考えると，社会的に適切な行動をとるための検出機能をもつ前頭眼窩面，行動のモニタリングと調節に主要な役割を果たす前帯状回，辺縁系や前頭葉からの入力を受けるゲート機能を有する尾状核，入力された情報に対するフィルター機能をもち皮質への投射を行う視床，といったように各々の部位が連携しながら円滑な行動の遂行を担っている。OCD-loop仮説はその相互の調節障害を理論の基盤としてOCDの病態を説明したモデルである。なお，このような現象はOCDに特異的なものと考えられており，うつ病では前頭葉領域の脳活動低下が，またパニック障害，外傷後ストレス障害（PTSD）などでは，海馬や扁桃体の機能異常が主要な所見とされている。

その後の検証によってOCD-loopにはさらに広汎な脳部位の関与を考

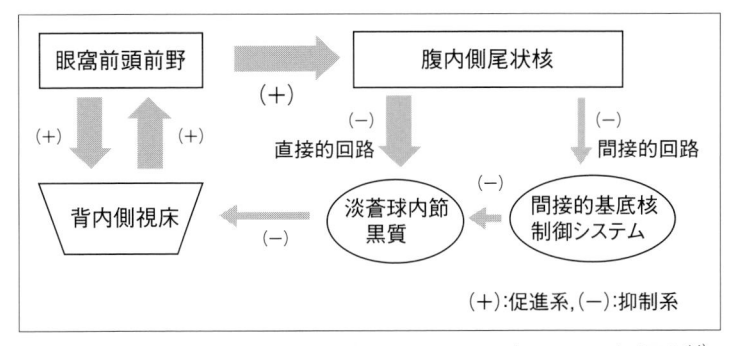

図 4-2 OCD の前頭葉-皮質下神経ネットワーク（OCD-loop）仮説[14]
基底核領域において抑制系制御を行う間接的回路の働きが減弱し，直接回路と間接回路の不均衡から前頭眼窩面と視床の相互亢進が引き起こされ，脳内反響ループ現象が起こる。

慮に入れる必要が出てきており，前頭葉-皮質下回路に前帯状回，海馬，扁桃体を加えた情動ループ，さらに前頭前野外側部と後頭葉，頭頂葉，小脳から尾状核，視床下核を経由して黒質，淡蒼球，視床に至る空間認知や注意に関与する認知ループのネットワークモデル[7]が推定されている。

Ⅷ　OCD の multi-dimensional model

OCDは，洗浄強迫，確認強迫，あるいは hoarding（貯めこみ癖）や primary slowness（強迫性緩慢）といった多彩な症状形式を示し，また神経症的な不安介在型のタイプから自我違和感の少ない精神病圏内のタイプまで幅広く存在するといった特徴をもつ。近年，従来の異種性モデルに脳機能の概念を取り入れたモデルが提唱されつつある。

Multi-dimensional model を提唱した Mataix-cols ら[6]は，実際の臨床ではほとんどの患者は複数の強迫症状を有していることに着目し，各患者について臨床症状を要素的に分類し，洗浄や確認などの症状の要素に対応した脳機能の変化を fMRI により調べた。その結果，洗浄の誘発課

題と腹内側前頭前野の賦活，確認の誘発課題と基底核・視床・背側前頭葉領域の賦活，hoardingの誘発課題と中心前回・紡錘回・前頭眼窩面の賦活にそれぞれ相関があることを見出した。このことより，異なる強迫症状の病態にはそれぞれ異なるニューロン回路の機能異常が関与している可能性を指摘し，確認強迫は前頭葉-皮質下系のネットワーク異常により確認への衝動の制御が障害される一方，洗浄強迫は前頭葉-辺縁系を介する情動，とくに不快感の処理の障害によってもたらされているのではないかという仮説を立てている。各強迫症状の要素に対応して異なる脳内のメカニズムが存在し，それらがオーバーラップして存在するという仮説は，OCDの異種性の理解と治療法の選択に新たな視点をもたらす可能性がある。

IX　おわりに

　OCDの生物学的な機序について，臨床における所見や治療との関連性に主眼をおきながら概説した。そのまとめを図4-3に示した。OCD-loop仮説やmulti-dimensional modelの項で記したように，OCDはある一定の生物学的な基盤をもちつつも，臨床的な多様性に対応するように複数の神経ネットワークが関与してその病態が構成されており，そのため治療に対する反応性も多彩なものとなっていると考えられる。本稿で中心的に紹介した神経画像研究からは多くの知見が得られているが，なおOCDの病態には不明な点も多い。今後，生物科学から臨床に至る各領域から得られた知見を相互にフィードバックしてゆくことで，より病態の理解が進み適切な治療戦略の構築へとつながってゆくことが望まれる。

1）前頭葉機能の障害
　　遂行機能，記憶機能の障害とOCD特有の行動様式の関連
2）基底核疾患との関連
　　チック障害，ハンチントン病などの神経疾患との併発率の高さ
3）神経伝達物質の関与
　　セロトニン系，ドパミン系の伝達障害とSRI・ドパミン遮断薬の有効性
4）機能的脳画像の所見
　　眼窩前頭面，尾状核の活性亢進，より広範な部位の機能異常
5）神経回路仮説
　　前頭葉-皮質下回路（OCD-loop）仮説，認知・情動両ネットワークの関与
6）疾患内異種性の問題
　　Multi-dimensional modelの概念とdimensionに対応した神経回路異常

図4-3　OCDの生物学的特徴のまとめ

■文　献

1) Baxter, L.R., Phelps, M.E., Mazziotta, J.C. et al.: Local cerebral glucose metabolic rates in obsessive-compulsive disorder—A comparison with rates in unipolar depression and in normal controls. Arch Gen Psychiatry 44; 211-218, 1987.
2) Baxter, L.R., Schwartz, J.M., Bergman, K.S. et al.: Caudate glucose metabolic rate changes with both drug and behavior therapy for obsessive-compulsive disorder. Arch Gen Psychiatry, 49; 681-689, 1992.
3) Benkelfat, C., Nordahl, T.E., Semple, W.E. et al.: Local cerebral glucose metabolic rates in obsessive-compulsive disorder. Patients treated with clomipramine. Arch Gen Psychiatry 47; 840-848, 1990.
4) El Mansari, M., Bouchard, C., Blier, P.: Alteration of serotonin release in the guinea pig orbito-frontal cortex by selective serotonin reuptake inhibitors. Relevance to treatment of obsessive-compulsive disorder. Neuropsychopharmacology 13; 117-127, 1995.
5) 黒木俊秀：非定型抗精神病薬の非定型的適用のエビデンス．臨床精神薬理 10; 973-981, 2007.
6) Mataix-Cols, D., Wooderson, S., Lawrence, N. et al.: Distinct neural correlates of washing, cheking and hoarding symptom dimensions in obsessive-compulsive disorder. Arch Gen Psychiatry 61; 564-576, 2004.
7) Menzies, L., Chamberlain, S.R., Laird, A.R. et al.: Integrating evidence

from neuroimaging and neuropsychological studies of obsessive-compulsive disorder: the orbitofronto-striatal model revisited. Neurosci Biobehav Rev 32; 525-549, 2008.
8) 中尾智博, 中川彰子：強迫性障害の認知機能. 精神医学 44; 1044-1054, 2002.
9) 中尾智博：強迫性障害の脳機能と薬物療法の効果. 臨床精神薬理 12; 1915-1922, 2009.
10) Nakao, T., Nakagawa, A., Yoshiura, T. et al.: Brain activation of patients with obsessive-compulsive disorder during neuropsychological and symptom provocation tasks before and after symptom improvement: a functional MRI study. Biol Psychiatry 57; 901-910, 2005.
11) Pujol, J., Soriano-Mas, C., Alonso, P. et al.: Mapping Structural Brain Alterations in Obsessive-Compulsive Disorder. Arch Gen Psychiatry 61; 720-730, 2004.
12) Rosenberg, D.R., Keshavan, M.S., O'Hearn, K.M. et al.: Frontostriatal measurement in treatment-naive children with obsessive-compulsive disorder. Arch Gen Psychiatry 54; 824-830, 1997.
13) Savage, C.R.: Neuropsychology of obsessive-compulsive disorder: research findings and treatment implications. In: (eds) Jenike, M.A., Baer, L., Minichiello, W.E.: Obsessive-Compulsive Disorders: Practical Management. 3rd ed. Mosby, St. Louis, pp254-275, 1998.
14) Saxena, S., Brody, A.L., Schwartz, J.M. et al.: Neuroimaging and frontal-subcortical circuitry in obsessive-compulsive disorder. Br J Psychiatry 173; 26-37, 1998.
15) Swedo, S.E., Leonard, H.L., Garvey, M. et al.: Pediatric autoimmune neuropsychiatric disorders associated with streptococcal infections: clinical description of the first 50 cases. Am J Psychiatry 155; 264-271, 1998.
16) Szeszko, P.R., Ardekani, B.A., Ashtari, M. et al.: White matter abnormalities in obsessive-compulsive disorder: a diffusion tensor imaging study. Arch Gen Psychiatry 62; 782-790, 2005.
17) Whiteside, S.P., Port, J.D., Abramowitz, J.S.: A meta-analysis of functional neuroimaging in obsessive-compulsive disorder. Psychiatry Res 132; 69-79, 2004.
18) Zohar, J., Insel, T.R., Berman, K.F. et al.: Anxiety and cerebral blood flow during behavioral challenge; dissociation of central from peripheral and subjective measures. Arch Gen Psychiatry 46; 505-510, 1989.

（中尾智博）

第2部 OCDの治療：総論

第5章

心理教育

I　はじめに

　心理教育（サイコエデュケーション）とは，元来，統合失調症患者とその家族を対象とした心理社会的アプローチとして発展してきたものであるが[2]，2004年に厚生労働省が作成したガイドラインでは，「精神障害やエイズなど受容しにくい問題を持つ人たちやその家族に対して，正しい知識や情報を心理面への十分な配慮をしながら伝え，病気や障害の結果もたらされる諸問題・諸困難に対する対処法を習得してもらうことによって，主体的な療養生活を営めるようにする技法」と定義されており[20]，近年，他の疾患にも適用が拡大しつつある。

　強迫性障害における心理教育においては，図5-1に表されるように，患者が疾患に関する正しい知識を持ち，それを理解し，納得のゆく治療法を選択するという，インフォームド・コンセントの側面だけでなく，図5-2に示したように，治療への動機づけ，症状の外在化による認知の変容や，患者ならびに家族の強迫症状への対処法の獲得に直接かかわってくるため，治療的な役割は大きく，治療効果や予後を直接左右するものであると考えられる。

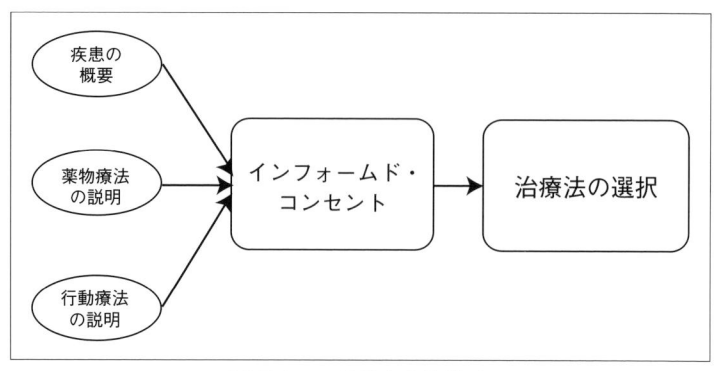

図 5-1　一般的な心理教育

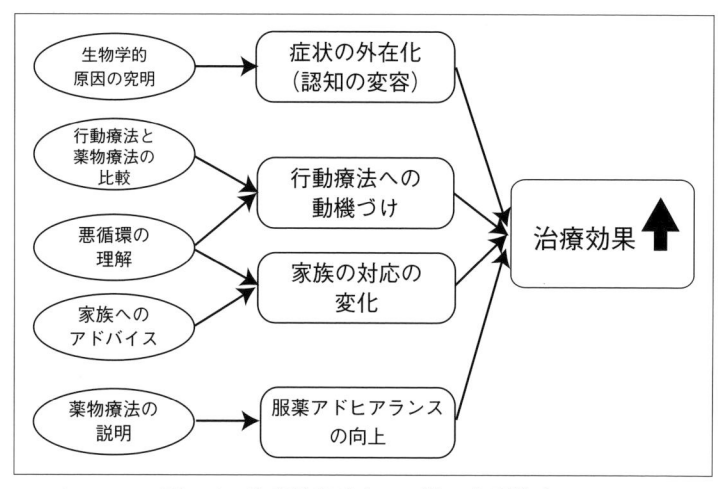

図 5-2　治療的意味合いの強い心理教育

　本章では，強迫性障害の心理教育について，その治療的意義を強調しながら解説する。

Ⅱ　一般的な情報の提供

　治療を求めて医療機関を受診する患者が，強迫性障害についてどの程

度の知識を有しているかは様々であるが,インターネットが発達した現在においても,性格の問題や怠けなどと誤解されていることは日常臨床上多々経験される。疾患についての一般的な知識を提供するとともに,強迫症状が病気の症状であることを説明し,治療の見通しを示すことで,患者が抱いている不安を解消し,治療関係を構築する最初のステップになると考えられる。限られた診療時間の中で効率よく情報を提供するには,ガイドブックやパンフレットを用いるのがよいが,本邦で利用可能な心理教育用の資料としては,『強迫性障害の治療ガイド』[19]や『強迫性障害について(患者さんとご家族へのリーフレット)』[21]などがある。これらに共通して記載されている項目としては,強迫性障害の具体的な症状(洗浄,確認,左右対称,溜め込みなど)を強迫観念と強迫行為にしっかりと分け,症状の悪循環について説明することや,生涯有病率が2～3%と高く決してまれな疾患ではないこと,発症年齢は20代前半～中頃が多いが男性のほうが早いこと,生物学的な原因は明らかにはなっていないが脳内のセロトニンの機能低下が示唆されていること,うつ病,不安障害,発達障害,統合失調症など他の精神疾患を合併することも多いこと,治療可能な疾患であり薬物療法と行動療法の2つが主な治療法であることなどが含まれる。

III 薬物療法

具体的な治療の進め方については他章に詳しいが,心理教育の観点から薬物療法についての説明を行う際に重要な点について述べる。セロトニン作動性の抗うつ薬が主剤となるため,一般的な抗うつ薬の作用,副作用の出現様式,すなわち,効果が発現するまでに2～4週間はかかることや,嘔気,下痢,過鎮静,めまい,頭痛,性機能障害といった予想される副作用についても説明するとともに,うつ病に対して使用する際よりも,大量に,長期間(約3カ月)使用してから効果を判定するとい

う見通しをあらかじめ説明しておくことで、服薬アドヒアランスの向上が期待できる。期待される治療効果としては、Yale-Brown Obsessive Compulsive Scale（Y-BOCS）で約 30%改善する率が 40 〜 60%であり、寛解に至る割合はもっと低いこと[10]、服薬を中止すると再発することが多いため、1 〜 2 年は服薬を継続することが推奨されている[6]ことについても説明し、薬物療法が万能ではないことも伝えておく必要がある。また、近年、治療抵抗性の患者に対して、抗うつ薬に抗精神病薬を付加する増強療法の有効性が示されてきているが[3]、あくまで適応外使用であるため、十分な説明を行ったうえで行うことが望ましい。

Ⅳ　症状の悪循環の説明と行動療法

曝露反応妨害法（exposure and response prevention: ERP）を中心とした行動療法の効果は、これまで多くの臨床研究によって示されているにもかかわらず[4,8]、鍋山ら[22]の調査では、行動療法に関する知識を持っている患者は全体の約 15%と非常に少なく、大多数の患者は知識を有していないため、行動療法についての概要を説明し、動機づけを行うことは非常に重要である。

行動療法の具体的な進め方については他章にて詳しく述べられているが、心理教育の段階では、まず、強迫症状の悪循環について説明する。強迫行為が不安を解消するための唯一の方法であると誤解している患者は比較的多い。それに対して、強迫行為は一時的に不安を下げる効果があったとしても、強迫行為をやめると再び不安になったり、かえって次の不安を惹起させてしまったりして、その結果、かえって病気を悪化させてしまうというメカニズムについて、患者が理解できるまで詳細に繰り返し説明することが重要である。そのためには『強迫性障害の治療ガイド』[19]の付録にある、「症状のしくみシート」（図 5-3）などを用いて、個々の患者が有している具体的な症状を取り上げ、それを題材に、

<あなたの強迫症状のしくみ>

［　　　］　先行刺激

↓

［　　　］　強迫観念

↓

不安になる

↓

［　　　］　強迫行為　　を止めると

↓

一時的に不安が下がる

・・・

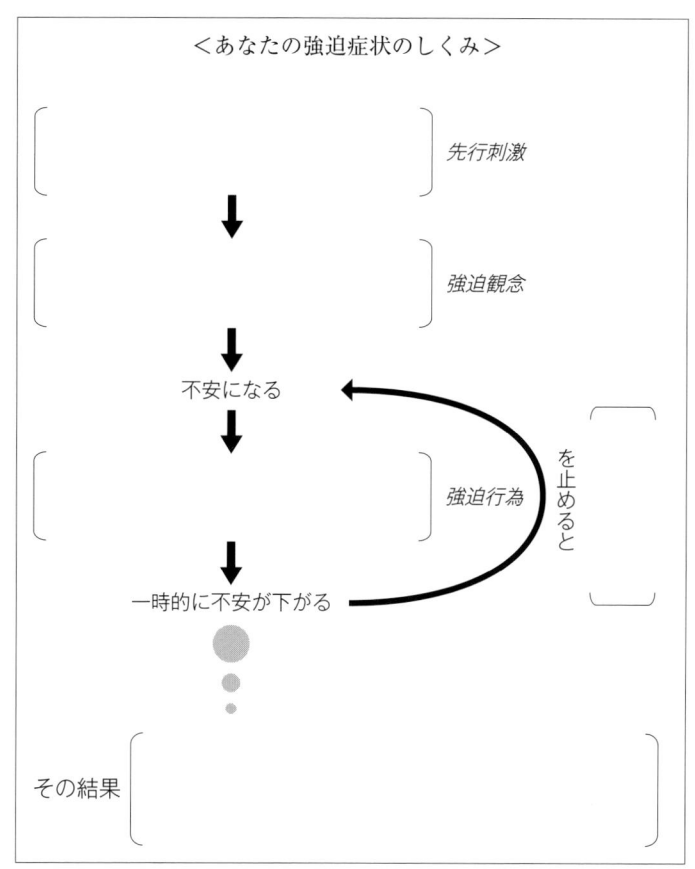

その結果　［　　　］

図5-3　症状のしくみシート [19]

症状の仕組みについて説明することが効果的である．悪循環について理解できるようになることで，どうして強迫行為をすることが症状のエスカレートにつながるのか，どうして強迫行為をしないように抵抗しなければならないかの理解が得られ，治療への動機づけがなされるとともに，症状に対する不合理感を増す効果もあると考えられる．

症状の悪循環について理解が進んだところで，具体的な行動療法の進め方について簡潔に説明するが，行動療法の中心的技法であるERPは，いきなり患者が最も恐れていることに対して曝露するような治療法

ではないことを強調し，行動記録，不安階層表の作成といった下準備を行い，不安の低いものから段階的に曝露していくことを説明することで，「これならできそうだ」という安心感を与え，治療への導入が円滑に進むと考えられる．

V 治療法の選択—行動療法への動機づけ—

治療法の選択をする際には，うつ病の合併の有無には注意が必要である．抑うつ症状が強い場合は，行動療法が向かない場合もあるため，その場合は薬物療法が優先されるが，特別な理由がない場合は，筆者は行動療法単独または薬物療法と行動療法の併用を勧めている．その理由としては，以下のエビデンスが挙げられる．

Foaら[4]は，プラセボ群，clomipramine群，ERP群，ERP + clomipramine群の4群での大規模な無作為化比較試験（RCT）を行い，ERP群とERP + clomipramine群において，他の2群と比べて有意に治療効果が高いことを報告している．このことは，強迫性障害の治療においては，薬物療法を受けるかどうかではなく行動療法を行うかどうかが重要であるということを強く示唆するエビデンスであり，行動療法への動機づけとなりうる．また，ERPを受けたほうが，再発率が低いことも示されており[14]，長期的な予後からもERPが推奨される．また，Tundo[16]らは，薬物療法抵抗性の強迫性障害に対して，ERPを追加で行い，その有効性を示していることから，当初薬物療法のみ受けていた患者に対しても，継続的な心理教育を行う中で行動療法を導入し，治療効果を上げる可能性があると考えられる．

VI 詳細な生物学的原因の説明と症状の外在化

強迫性障害において，セロトニンの機能低下が示唆されているが[5]，

その他の生物学的原因の説明を加えることは，症状の外在化の点において有効である。患者や家族は，性格や養育の問題などに原因を見いだそうとし，そのことで自責的，悲観的になったり，家族関係が悪化したりして，その結果，強迫症状がますます増悪しているケースをしばしば目にする。そのような患者，家族に対して，強迫性障害が決して性格や養育の問題ではないことを説明し，生物学的な原因に帰することで，症状が外在化され，認知の変容が図られることが期待できる。

現在の生物学的研究でわかっている情報としては，以下のようなものがある。

一卵性双生児における一致率が約60〜90％と高いことや，通常2〜3％である有病率が，第一度近親に強迫性障害患者がいる場合には約10〜20％と高率になることから，強迫性障害が遺伝学的な影響の強い疾患であることは間違いないが[7]，大規模な遺伝学的調査においても，原因となる遺伝子の特定には至っておらず，遺伝のみで説明できる疾患ではない[9]。

セロトニン作動性の抗うつ薬が奏功することから，脳内のセロトニンの機能低下が原因として考えられているが[5]，抗精神病薬の付加療法が有効であることからドパミンの機能も関与していることが考えられている[3]。さらに，近年では，グルタミンの関与を示唆する知見も集積されてきている[18]。

脳画像研究においては，前頭葉と線条体，視床を結ぶ回路の異常を示す知見が集積しており，近年では，頭頂葉の関与も示唆されてきている[7]。行動療法や薬物療法によって，これらの脳の機能異常を改善することが示されている[12]。

このように，遺伝的要因，神経伝達物質による要因，脳機能に関連する要因が複合的に合わさった，生物学的な基盤を有する疾患であることを説明し，強迫症状の外在化を図る。

Ⅶ　家族に対する心理教育

　家族の60〜90%が苦痛を感じている[11]が，家族の強迫症状への反応は，過度に協力的な場合から，過度に敵対的な場合まで様々であると言われている[17]。過度に敵対的な家族の場合は，患者の強迫行為に巻き込まれたりすることを拒絶し，敵対的で批判的であるが，この種の反応は，患者のストレスを増やし，症状を増悪させたり，時には患者が症状を隠したがり，治療を求めなくなる可能性がある。一方，過度に協力的な家族の場合，過度に巻き込まれ，強迫行為に加担し助けてしまい，患者の強迫行為や回避行動を強化してしまうので，この種の反応も有害である。そのため，家族の対応としては，中立的な立場が求められる。患者に強迫行為を手伝うよう頼まれても一切要求に応じない家族はたった2%と少ない一方[13]，家族が強迫行為の一部を手伝っている割合は約40〜75%以上と高率である[11]。家族が強迫行為に加担しているほど，治療効果が乏しいことや[1]，家族が強迫行為に加わるのを減らすことで予後がよくなることが示されているため[15]，家族には徐々に強迫行為に加担しないようアドバイスしていくことが重要である。そのためには，家族にも上述の症状の悪循環を説明し理解を得たうえで，どの部分から家族が手伝わないようにしていくかを患者と一緒に話しあい，コンセンサスを得ながら進めていくのがよいと思われる。また，心理教育が進み，家族が行動療法を理解しよき治療者となることで，患者と家族が二人三脚となって治療が進んでいくケースもしばしば見られることから，家族を重要な治療資源として位置づけていくことが重要であると考えられる。

Ⅷ　まとめ

　強迫性障害における心理教育では，図5-1のように，ただ単にイン

フォームド・コンセントを得て治療法を選択するためのものではなく，図5-2に示したように，様々な治療的意味が含まれると考えられる。これらの治療的意義を意識しながら，患者，家族を対象として繰り返し心理教育を行っていくことが望ましいと考えられる。

■文　献

1) Amir, N., Freshman, M., Foa, E.B.: Family distress and ivolvement in relatives of obsessive-compulsive disorder patients. J Anxiety Disord 14; 209-217, 2000.
2) Anderson, C.M., Reiss, D.J., Hogarty, G.E.: A practitioner's guide to psychoeducation and management.（鈴木浩二，鈴木和子監訳：分裂病と家族（上，下）．金剛出版，東京，1988）
3) Bloch, M.H., Landeros-Weisenberger, A., Kelmendi, B. et al.: A systematic review: antipsychotic augmentation with treatment refractory obsessive-compulsive disorder. Mol Psychiatry 11; 622-632, 2006.
4) Foa, E.B., Liebowitz, M.R., Kozak, M.J. et al.: Randomized, placebo-controlled trial of exposure and ritual prevention, clomipramine, and their combination in the treatment of obsessive-compulsive disorder. Am J Psychiatry 162; 151-161, 2005.
5) Goddard, A.W., Shekhar, A., Whiteman, A.F. et al.: Serotoninergic mechanisms in the treatment of obsessive-compulsive disorder. Drug Discov Today 13; 325-332, 2007.
6) Math, S.B., Janardhan Reddy, Y.C.: Issues in the pharmacological treatment of obsessive-compulsive disorder. Int J Clin Pract 61; 1188-1197, 2007.
7) Menzies, L., Chamberlain, S.R., Laird, A.R. et al.: Integrating evidence from neuroimaging and neuropsychological studies of obsessive-compulsive disorder: the orbitofronto-striatal model revisited. Neurosci Biobehav Rev 32; 525-549, 2008.
8) Nakatani, E., Nakagawa, A., Nakao, T. et al.: A randomized controlled trial of Japanese patients with obsessive-compulsive disorder—effectiveness of behavior therapy and fluvoxamine. Psychother Psychosom 74; 269-276, 2005.
9) Paul, D.L.: The genetics of obsessive-compulsive disorder: a review of the evidence. Am J Med Genet C Semin Med Genet 148C; 133-139, 2008.
10) Piccinelli, M., Pini, S., Bellantuono, C. et al.: Efficacy of drug treatment in

obsessive-compulsive disorder. A meta-analytic review. Br J Psychiatry 166; 424-443, 1995.
11) Renshow, K.D., Steketee, G., Chambless, D.L.: Involving family members in the treatment of OCD. Cogn Behav Ther 34; 164-175, 2005.
12) Schwartz, J.M., Stoessel, P.W., Baxter, L.R. et al.: Systematic changes in cerebral glucose metabolic rate after successful behavior modification treatment of obsessive-compulsive disorder. Arch Gen Psychiatry 53; 109-113, 1996.
13) Shafran, R., Ralph, J., Tallis, F.: Obsessive-compulsive symptoms and the family. Bulletin of the Menninger Clinic 59; 472-479, 1995.
14) Simpson, H.B., Liebowitz, M.R., Foa, E.B. et al.: Post-treatment effect of exposure therapy and clomipramine in obsessive-compulsive disorder. Depress Anxiety 19; 225-233, 2004.
15) Steketee, G.: Social support and treatment outcome of obsessive-compulsive disorder at 9-month follow-up. Behavioural Psychotherapy 21; 81-95, 1993.
16) Tundo, A., Salvati, L., Busto, G. et al.: Addition of cognitive-behavioral therapy for nonresponders to medication for obsessive-compulsive disorder: a naturalistic study. J Clin Psychiatry 68; 1552-1556, 2007.
17) Van Noppen, B.L., Ramussen, S.A., Eisen, J. et al.: A multifamily group approach as an adjunct to treatment of obsessive-compulsive disorder. In: (eds) Pato, M.T., Zohar, J.: Current Treatments of Obsessive-Compulsive Disorder. (2nd ed.) American Psychiatric Publishing, Washington D.C., pp.115-134, 2001.
18) Welch, J.M., Lu, J., Rodriguiz, R.M. et al.: Cortico-striatal synaptic defects and OCD-like behaviours in Sapap3-mutant mice. Nature 448; 894-900, 2007.
19) 飯倉康郎：強迫性障害の治療ガイド．二瓶社，大阪, 1999.
20) 厚生労働省精神・神経疾患研究委託費13指2統合失調症の治療およびリハビリテーションのガイドライン作成とその実証的研究（主任研究者；浦田重治郎）心理社会的介入共同研究班：心理教育を中心とした心理社会的援助プログラムガイドライン（暫定版）．厚生労働省, 東京, 2004.
21) 多賀千明：心理教育②強迫性障害に対する心理教育に「認知療法」をどのように生かすか．原田誠一編：強迫性障害治療ハンドブック．金剛出版, 東京, 2006.
22) 鍋山麻衣子, 中川彰子：強迫性障害の精神療法・行動療法．精神科 5; 109-115, 2004.

（中前　貴）

第2部　OCDの治療：総論

第6章

薬物療法

I　はじめに

　強迫性障害（OCD）は古くから記述されている疾患であるが，ごく最近まで「薬で治す病気」との認識が低かった。OCDは典型的な神経症とされ生育環境や性格傾向，ストレスイベントへの曝露などの心因が主な原因であり，治療法についても精神分析療法が主とされていた時代が長かった。自分の意志に反して繰り返し執拗に沸き起こる強迫観念と自分では不合理と感じながらも繰り返さなくてはいられない強迫行為に葛藤する様は，病因として心理的社会的な側面が強いという印象を与えるのは当然かもしれない。

　現在でも強迫を主訴に初めて外来を訪れる患者の多くは，一通り自己の症状について話した後で「何が原因でしょうか」と聞く。それは親が神経質に育てたとか，性格が几帳面すぎるとか，思春期にトラウマがあったなど心因や環境因を指摘されることを期待している。こちらが，「脳の機能に変化があります。薬をきちんと服用してそのうえでトレーニングをすると改善する可能性が高い病気です」と言うと，一瞬「えっ？」という反応が見られることが多い。薬を使う病気とは，まだ

一般には認識されていないのである。

1980年にDSM-IIIが登場し国際診断基準から神経症というカテゴリーが消滅し、それとともに力動精神医学から生物学的精神医学へと精神医学の潮流が大きく変革した。また、時を同じくしてclomipramineが治療薬として有効であることが知られるようになり、OCDの治療手段として薬物療法が認められてからは改善率が飛躍的に向上した。かつて、精神科医にとっても治りにくく一生続く病気と認識されていたOCDが薬で治るようになったのである。

この章では、OCDの標準的な薬物療法と今後の可能性について述べる。

II SSRIの有効性

1980年中ごろにセロトニン再取り込み作用の強い三環系抗うつ薬であるclomipramineがOCDに有効であることが大規模な研究調査で紹介された[19]。Clomipramineに対してノルアドレナリン再取り込み作用の強い抗うつ薬は強迫症状の改善に効果を示さないことから、OCDの病因としてセロトニン神経の異常が推定された。その後、clomipramineに比べてはるかに副作用の少ない選択的セロトニン再取り込み阻害薬（SSRI）が開発されてからは、これがOCD治療の第一選択薬となった[16]。海外ではfluvoxamine, paroxetine, sertraline, fluoxetine, citalopram, escitalopramの6種類のSSRIが使用されているが、現在、日本ではfluvoxamine, paroxetine, sertralineの3種類のSSRIが発売されており、そのうちfluvoxamineとparoxetineはOCDの保険適応を持つ。ところで、SSRIをOCDに使用する場合はうつ病に使用するときよりも高用量が必要であり、効果発現の時期もうつ病より長くかかることが知られている。このことからSSRIのOCDに対する作用機序はうつ病に対する働き方とは異なっていることが推定された。たと

えば fluvoxamine はうつ病に対する最大使用量が 150mg/ 日であるのに対して 300mg/ 日，paroxetine はうつ病では 40mg/ 日程度を用いるのに対して 60mg/ 日程度の高用量まで増量して効果が見られることが多い。Sertraline も日本での最大用量は 100mg/ 日であるが，海外では 200mg/ 日の使用が標準的であり，OCD の治療にはさらに高用量が効果的であるという報告もある[12]。また，OCD に SSRI の効果が現れるのには 6 週から 8 週を要し，効果判定までに 10 週から 12 週は SSRI 単剤による治療を継続することが一般的である[4]。

このように OCD の薬物治療は現在，セロトニン再取り込み阻害作用を持つ薬物が中心的役割を果たしているが，40 〜 60%の患者は SSRI や clomipramine に十分な反応を示さない[7]。OCD の症状評価尺度としては，Yale-Brown Obsessive Compulsive Scale（Y-BOCS）を用いるのが国際的な標準であるが，一般的にこのスケールで 35％以上の減少が見られなければ効果がないとみなす場合が多い。SSRI を十分量，十分期間使用しても効果が見られない場合，次の戦略としては作用機序の異なる薬物を付加する方法がある。

Ⅲ　抗精神病薬の付加

図 6-1 は 1993 年に提唱された治療抵抗性 OCD に対する治療戦略のアルゴリズムである。最初に用いたセロトニン再取り込み作用を持つ薬物（SRI）に反応がない場合，他の SRI に変更するか，もしくは何らかの付加療法を行うことが示されている。このアルゴリズムにはセロトニン系の増強を目的として，不安を伴う場合はセロトニン 1A アゴニストである buspirone，また抑うつを伴う場合は lithium の付加が記されているが，その後の検証ではこれらの薬物の付加は有用性が証明されていない[11,15]。

付加療法の中ではっきりと有用性が認められているのは抗精神病薬

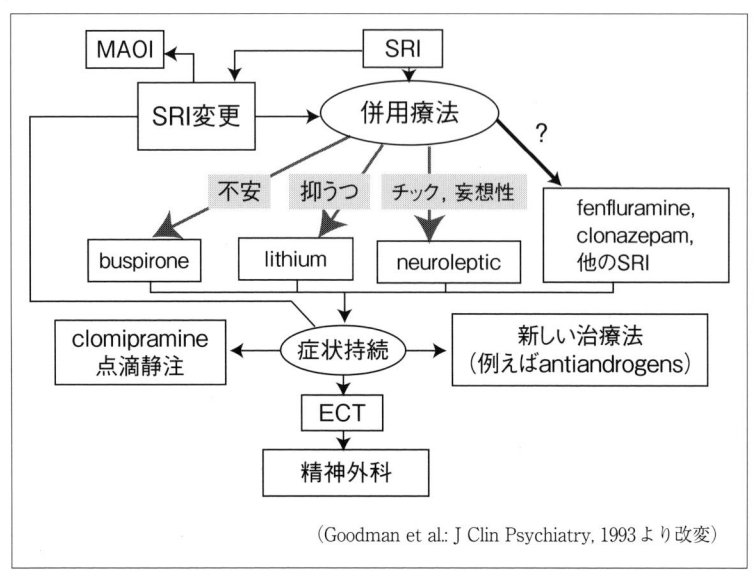

```
           ┌─────┐         ┌─────┐
           │MAOI │◄────────│ SRI │
           └─────┘    ┌────└─────┘
               ▲      │         │
               │   ┌──────┐     │
           ┌───────┤SRI変更├──►╱併用療法╲      ?
           │   └──────┘     ╲_____╱───────►┌──────────┐
           │              不安 抑うつ チック,妄想性        │fenfluramine,│
           │               ▼    ▼      ▼                  │clonazepam,│
           │          buspirone lithium neuroleptic       │他のSRI   │
           │                           │                  └──────────┘
   ┌──────────────┐                    ▼             ┌──────────────┐
   │clomipramine  │◄──────────── ╱症状持続╲ ────────►│新しい治療法  │
   │点滴静注      │               ╲_____╱           │(例えばantiandrogens)│
   └──────────────┘                    │             └──────────────┘
                                       ▼
                                   ┌─────┐
                                   │ ECT │
                                   └─────┘
                                       │
                                       ▼
                                   ┌──────┐
                                   │精神外科│
                                   └──────┘
```

(Goodman et al.: J Clin Psychiatry, 1993 より改変)

図 6-1　15 年前の OCD 治療のアルゴリズム

の付加療法である。1990 年代ごろから SSRI に抗精神病薬を付加して効果的な OCD の一群があることが報告されるようになってきたが，2000 年代になると，SSRI による治療で十分な効果が見られない場合でも，risperidone, olanzapine, quetiapine のような非定型抗精神病薬を少量付加することで効果が見られることが二重盲検法で相次いで証明されるようになった[3,6,9]。2006 年のメタアナリシスでは二重盲検法を用いた抗精神病薬付加療法に関する 9 つの研究を対象として解析を行い，抗精神病薬付加群とプラセボ付加群の比較では抗精神病薬投与群のほうが有意に改善率が高いことが示されている。また，付加する抗精神病薬の種類の検討もなされているが，haloperidol と risperidone の付加には強いエビデンスを認めるものの，olanzapine と quitiapine では有用性が示されなかった。この理由として Bloch らはドーパミン D2 占有率の高さの違いと，おもに抗精神病薬付加までの SRI の投与期間の差など研究デザインの違いを挙げており，個々の薬物の有用性をきちんと検討するために

は抗精神病薬付加群とプラセボ付加群の比較ではなく1対1の抗精神病薬どうしの比較が求められるとしている[1]。

抗精神病薬付加が効果的である症例の臨床特徴に関しては，haloperidolの付加に関しては，チックや統合失調症型人格障害の合併に関係があるという報告が見られる[10]。図6-1のアルゴリズムでもチックや妄想性を伴うOCDには抗精神病薬の付加をしてみることが示されているが，その後の研究では，これらを合併していなくても非定型抗精神病薬の付加が奏功する場合も見られることが示されてきた[9]。しかし，その後のメタアナリシスでは再びチック合併例の反応が良好であることが認められている[1]。われわれは，50人のOCD患者を対象にSSRI単剤で反応の見られた群，SSRIに非定型抗精神病薬を付加して反応の見られた群，これらの薬物治療に反応の見られなかった群の臨床特徴の比較を行い，非定型抗精神病薬付加群は洞察に乏しいという結果を得た[17]。さらに対象数を増やした検討では，SSRIで改善の見られた群は合併症が少なく改善度が高く，非定型抗精神病薬の付加が有効であった群は洞察に乏しいことに加えて発症年齢が早期であることが見出された[18]。しかし，われわれの検討ではSSRIによる治療でY-BOCSで50％以上の改善のない患者のうち約半数が非定型抗精神病薬の付加で改善しており，チックや妄想性を伴わなくてもSSRIに十分な反応が見られない場合は非定型抗精神病薬の付加を考慮してみるべきと考えている。

Ⅳ 薬物治療の実際

図6-2はわれわれの施設における標準的なOCDの薬物療法の手順である。まず，SSRIを十分量，十分期間使用してみる。使用するSSRIはOCDに保検適応を持つfluvoxamineもしくはparoxetineが第一選択となるが，他院でのそれまでの治療ですでにこれらを十分量使用し

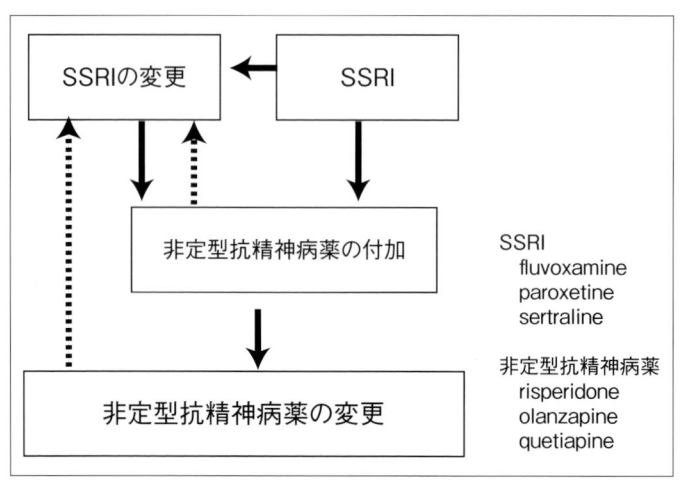

図6-2 薬物療法の手順

ても効果がないことや副作用が生じたことがわかっている場合などはsertralineで開始する場合もある。SSRIを開始するときは，飲み始めの副作用を避けるために少量から開始する。Fluvoxamineなら50mg/日，paroxetineなら10〜20mg/日程度から開始して，効果と副作用を注意深く見ながら1〜2週ごとに，fluvoxamineは50mgずつ150mg/日まで，paroxetineは10mgずつ50mg/日まで漸増していく。それでも無効なら，患者に十分説明した上で了解を得られればさらに最大使用量まで増量してみることが多い。症状改善後は副作用が見られなければそのままの用量で維持してもよいが，ゆっくりと減量してfluvoxamineなら50〜100mg/日，paroxetineなら10〜20mg/日程度を維持量とする。症状が改善すると患者は薬を止めたがるが，SSRIを中止してしばらく経つと軽快していた症状が再燃することも多く，減量や中止は経過を見ながら慎重に行わなければならない。

はじめに処方したSSRIを十分量，十分期間投与しても効果が見られないときや副作用が見られ使用を継続しにくいときは，他のSSRIへの変更を考える。セロトニンの再取り込みを阻害する作用機序は共通で

あっても，阻害特性や他の薬理学的性質が異なるため，変更によって効果が見られることも少なくない．切り替えは漸減漸増で1～2週ごとに一方を減らし一方を増量してゆっくり行う．SSRIを十分期間使用しても効果が見られない場合，clomipramineへの変更も考慮に入れる．Clomipramineは，SSRIに比べて口渇，便秘，立ちくらみなどの副作用が強いため忍容性に欠けるが，血中濃度を早く上げるための点滴静注も可能であり，OCDの治療薬としての選択範囲に含まれる．

SSRIに十分な反応が見られないかまったく反応が見られない場合は非定型抗精神病薬のごく少量の付加を考慮する．もっともエビデンスのあるrisperidoneが第一選択となるが，効果が乏しい場合や副作用が生じたときはolanzapineかquetiapineに変更する．非定型抗精神病薬を付加する際には，副作用の出現に注意を払いながらごく少量から開始して漸増する．Risperidoneなら0.5mg/日，olanzapineなら2.5mg/日，quetiapineなら25mg/日程度を使用中のSSRIに上乗せしてみる．この際，paroxetineとrisperidoneもしくはfluvoxamineとolanzapineの組み合わせは代謝レベルの薬物相互作用のため，非定型抗精神病薬の血中濃度が予想以上に高くなる危険があるので注意する[13]．

OCDの治療に抗不安薬を用いるか否かについては議論の分かれるところと思われる．強迫症状に伴って生じる強い不安感は耐え難いものであるため，抗不安薬を使用することで一時的な鎮静が得られることは有益で，一般には併用することも多いようである．しかし，抗不安薬による鎮静はOCDの根本的な治療ではない．強い不安に対する最低量の使用はやむをえないが，抗不安薬には耐性も依存性もあるため，複数の種類や高用量の抗不安薬を定時薬として漫然と使用継続することは絶対に避けるべきである．われわれの施設では，OCDに対してはSSRI単剤治療を原則としているが，どうしても必要な場合，不安時不眠時の頓服として少量の抗不安薬を処方することもあるが，症状が改善すればなるべく早く中止する方針をとっている．

V　副作用について

　SSRIは三環系抗うつ薬，四環系抗うつ薬と比較すると抗コリン作用，抗ヒスタミン作用，抗アドレナリン作用などがないため副作用が非常に少ない薬物である．SSRIの副作用として最も一般的に見られるのは嘔気と眠気もしくは不眠である．嘔気は投与開始時に頻度が高いが，制吐薬を併用するなどして服薬を継続していると消失することがほとんどである．眠気や不眠も投与初期に見られることがあるが軽度であれば服薬を継続する．非常に稀ではあるが注意すべき副作用としてactivation syndromeがある．おもに抗うつ薬の投与初期や増量時に一時的に，不安，焦燥，易刺激性，敵意，衝動性が現れ自殺行動につながることが指摘されて問題となっている[20]．今のところ頻度や因果関係について明らかでない点も多く，さらなる知見の集積が求められるが，SSRI投与前の患者と家族への説明は必要である．もうひとつの稀ではあるが注意すべき副作用は離脱症候群である．SSRIの急激な減量や中断により一過性に眩暈，異常感覚，睡眠障害，頭痛，悪心などが見られるもので，薬物中止後5日以内に現れ，再開とともに消失するとされている[5]．SSRIの減量時や中止時には医師に相談するように説明しておくことが必要である．さらに非常に稀ではあるがセロトニン症候群の可能性についても心に留めておく必要がある．高用量のSSRIを使用するときは特に注意が必要で，軽い意識障害，軽躁，焦燥，ミオクローヌス，反射亢進，発汗，下痢，振戦などが現れる．SSRIを中止すれば速やかに改善する．

　非定型抗精神病薬は定型抗精神病薬と比較して錐体外路系の副作用が出にくいのが特徴である．さらにOCDに非定型抗精神病薬を使用する際は非常に低用量を用いるため比較的安全であるが，可能性については常に気を配るべきである．副作用として実際に問題となるのは，鎮

静による眠気，体重増加であることが多い。非定型抗精神病薬付加療法に関する二重盲検法の中で鎮静について報告している4つの研究のうちrisperidoneで1つ，quetiapineで2つ，非定型抗精神病薬付加群がプラセボ付加群に比べて有意に鎮静が強いとされている。また，食欲亢進や体重増加については3つの研究が報告しているが，結果はまちまちである[1]。いずれにせよOCD患者に抗精神病薬を投与する際は，十分な説明と服薬の同意が不可欠である。

Ⅵ 今後の薬物治療の可能性

OCDの治療は薬物療法と行動療法が基本となるが，薬物療法を工夫し時間をかけて行動療法を行ってもなかなか改善が見られない場合もある。SSRIで治療可能な症例は40〜60％，抗精神病薬付加療法の反応例は文献によりまちまちであるが45〜70％と幅広い。仮に半分の患者にSSRIが効果を示し残りの半分の半分が抗精神病薬の付加に反応しても，4分の1の患者は薬物治療に反応が見られないのである。本邦では使用可能な薬物が海外より少ないが，この比率はわれわれの施設のデータとほぼ一致している[17,18]。今後の改善率向上のためには新たな薬物療法の可能性が模索される。

先述したとおり現在の日本でOCDの保険適応を持つのはfluvoxamine, paroxetineのみであり，それぞれ150mg/日，50mg/日までの使用が認められている。これらのSSRIや海外で用いられているその他のSSRIがOCD治療に適した高用量で用いられるようになることが，今後の可能性のひとつである。

また，新しいSSRIや抗精神病薬についても国内外でさらなる可能性の検討が行われている。新しいタイプの抗精神病薬であるaripiprazoleをSSRIに付加して有効であったことがオープン試験で報告されているがaripiprazoleは他の非定型抗精神病薬と比較して体重増加などの副作

用が少ないため，今後の可能性が期待される[14]。また，近年，グルタミン酸を調節する薬物がOCDの治療に効果的であるという報告が見られており，今後の知見の集積が待たれる[28]。

VII おわりに

　OCDの薬物治療の現状を概説した。SSRIの抗強迫作用，その後の非定型抗精神病薬の付加療法の有効性により，薬物治療の手立てがなかった時代に比べて多くの患者が改善するようになった。しかし，薬物自身の効果もさることながら，治療者側がOCDは治療可能な疾患であると認識するようになったことも治療成績によい影響を与えていると思われる。薬物という強力な武器を手に入れたことで治癒の可能性が高まり，世界中でたくさんの改善症例が報告されていることが治療者の強い後ろ盾になった。治療者自身が治ると信じてあきらめないことは重要だと感じる。

　もちろん，薬物に頼りアルゴリズムやガイドライン通りに機械的な処方をすることは精神科医として決してあってはならないことである。個々の患者の苦しみに向きあい話をよく聞き共感したうえで，疾患についてよく説明し，積極的な戦略を提案し，根気よくともに戦っていく姿勢が最も大切である。OCDに苦しんだ末に診察室を訪れた患者に「きちんと治療をすれば改善する可能性も高いです。一緒に頑張りましょう」と言うことができることをありがたく感じる。

■文　献

1) Bloch, M.H., Landeros-Weisenberger, A., Kelmendi, B. et al.: A systematic review: antipsychotic augumentation with treatment refractory obsessive-compulsive disorder. Mol Psychiatr 11; 622-632, 2006.

2) Bhattachayya, S., Chakraborty, K.: Glutamatergic dysfunction-new targets for anti-ibsessuinal drugs. Recent Patents on CNS Drug Discovery 2; 46-55, 2007.
3) Bystrisky, A., Ackerman, D.L., Rosen, R.M. et al.: Augumentation of serotonin reuptake inhibitors in refractory obsessive-compulsive disorder using adjuctive olanzapine: A placebo-controlled trial. J Clin Psychiatry 65; 565-568, 2004.
4) Choi, Y.J.: Efficacy of treatments for patients with obsessive-compulsive disorder: A systematic review. J Am Acad Nurse Pract 21 (4); 207-213, 2009.
5) Coupland, N.J., Bell, C.J., Potokar, J.P.: Serotonin reuptake inhibitor withdrawal. J Clin Psychopharmacol 16; 352-362, 1996.
6) Denys, D., de Geus, F., van Megen, H.J. et al.: A double-blind, randomized, placebo-controlled trial of quetiapine addition in patients with obsessive-compulsive disorder refractory to serotonin reuptake inhibitors. J Clin Psychiatry 65; 1040-1048, 2004.
7) Goodman, W.K., McDougle, C.J., Price, L.H.: Pharmacotherapy of obsessive compulsive disorder. J Clin Psychiatry 53 (4); 29-37, 1992.
8) Grant, P., Lougee, L., Hirschtritt, M. et al.: An open-label trial of riluzole, a glutamate antagonist, in children with treatment-resistant obsessive-compulsive disorder. J Child Adolesc Psychopharmacol 17 (6); 761-767, 2007.
9) McDougle, C.J., Epperson, C.N., Pelton, G.H. et al.: A double-blind, placebo-controlled study of risperidone addition in serotonine reuptake inhibitor-refractory obsessive-compulsive disorder. Arch Gen Psychiatry 57; 794-801, 2000.
10) McDougle, C.J., Goodman, W.K., Leckman, J.F. et al.: Haloperidol addition in fluvoxamine-refractory obsessive-compulsive disorder. A double-blind, placebo-controlled study in patients with and without tics. Arch Gen Psychiatry 51; 302-308, 1994.
11) McDougle, C.J., Prince, L.H., Goodman, W.K. et al.: A controlled trial of lithium augmentation in fluvoxamine-refractory obsessive-compulsive disorder: lack of efficacy. J Clin Psychopharmacol 11; 175-184, 1991.
12) Ninan, P.T., Karan, L.M., Kie, V.A. et al.: High dose sertraline strategy for nonresponders to acute treatment for obsessive-compulsive disorder: A multicenter double-blind trial. J Clin Psychiatry 67 (1); 15-22, 2006.
13) 大森哲郎編：よくわかる精神科治療薬の考え方，使い方．中外医学社, 東京, 2008.
14) Pessina, E., Albert, U., Bogetto, F. et al.: Aripiprazole augmentation of serotonin reuptake inhibitors in treatment-resistant obsessive-compulsive

disorder: a 12-week open-label preliminary study. Int Clin Psychopharmacol 24 (5) ; 265-269, 2009.
15) Pigott, T.A., L'Heureux, F., Hill, J.K. et al.: A double-blind study of adjuvant buspirone hydrochloride in clomipramine-treated patients with obsessive-compulsive disorder. J Clin Psychopharmacol 12; 11-18, 1992.
16) Soomro, G.K., Altman, D., Rajagopal, S. et.al.: Selective serotonine re-uptake inhibitors (SSRIs) versus placebo for obsessive-compulsive disorder (OCD). Cochrane Database Syst Rev 23 (1) ; CD001765, 2008.
17) 住谷さつき, 上野修一, 石元康仁ほか：強迫性障害の薬物応答性と臨床特徴について. 精神神経学雑誌 108 (12) ; 1282-1292, 2006.
18) 住谷さつき：OCDの病態：神経科学的側面を中心に. 精神神経学雑誌 111 (7) ; 796-801, 2009.
19) The Clomipramine Collaborative Study Group: Clomipramine in the treatment of patients with obsessive–compulsive disorder. Arch Gen Psychiatry 48; 730-738, 1991.
20) 辻敬一郎, 田島治：抗うつ薬による賦活症候群 (activation syndrome) と自殺関連事象. 精神科 10 (1) ; 2-9, 2007.

（住谷さつき）

第2部 OCDの治療：総論

第7章

精神療法

I はじめに

　高度に専門的，特異的な精神療法ではなく，力動的な考え方に基礎を置いてはいるが日常臨床の中で行いうる精神療法について述べる。精神療法の出発点は患者と家族に強迫性障害についてよく説明し理解してもらうことであり，これは必ずしも診断確定時だけではなく機会あるごとに行わなければならないが，それについては「心理教育」の項にゆずる。また筆者はほとんどの場合薬物療法を併用していて，薬物をめぐって患者と話し合うことも精神療法の重要な一部と考えているが，こういうことも「薬物療法」の項にゆずる。

II 症状に対して

　強迫性障害の患者にとって自分の状態を病と認め，患者として，すなわち弱者として治療者の前に現れざるをえないことは屈辱的なことである。そのため彼らは長く逡巡したあげく，ようやく受診することが多い。治療者は患者に「よく来ましたね」という気持ちで接し，専門家の

援助を求めることは弱さのしるしではなく，賢明さのしるしであると伝える。そして患者の訴える症状を重要なこととして聞く。ようやく決意して受診したのに「そんな馬鹿なことを気にしなくてよい」と「一笑に付されて」（と体験して）治療をやめてしまう患者も珍しくない。

　患者が保証を求める場合にはそれに応じて保証を与える。保証を与えることは根本的な解決にならないという意見もあるが，著しく不安の高い状態のまま精神療法を進めることはできない。ていねいに説明し保証すると多少とも安心する患者もある。彼らは信頼しうる人物からきちんと説明されたり保証されたりした経験が少ないのである。ただししだいに，外側から保証を与えるのでなく，患者に「あなたはどう思うか？」と問うと，「たいていは大丈夫と思うのですが……」などと答えることが多いので，「そのあなたの健康な部分の判断を信用しましょう」と伝える。患者自身が自らに保証を与えられるように促すのである。また患者は不安を解消しようと不安と闘う態度をもっていることが多いので，その態度を和らげるように働きかける。筆者は「青い空に白い雲が浮かぶように不安を心の一隅に浮かべておくようにして，なるべくふだんどおりの生活をしましょう」と告げることにしている。

　なかには他者に保証，確認を際限なく求めたり，症状の一部を代行させたりする患者もいる。われわれ（成田ら，1974）[2]が「巻き込み型」と呼んだ患者である。親や配偶者が患者の状態を見るに見かねて手助けしたり要求に応じたりしていると，要求はしだいに拡大し，家族は患者の手足のごとく患者の不安解消に奉仕させられることになる。そうなると家族のほうにも怒りが生じ，患者はこれに反応して一層不安を高め，「巻き込み」がさらに激しくなる。ときには家族との間に退行的関係が発展し，家族が要求に応じられなくなると患者が暴力をふるうこともある。「巻き込み」に対して筆者は家族同席の面接で，「不安の解消を他の人に手助けしてもらっていては，二人がかりで不安に対処していることになり，あなた自身の心が不安を抱えておけるように大きくなってこな

い。苦しくても不安を自分の心の中に容れておくようにしていると，しだいに心の器が大きくなって不安に耐えられるようになる」と説明している。このように説明したからといってただちに「巻き込み」が消失するわけではないが，起こっている事態を患者と家族に説明し，そこから脱け出す方向を示すことにはなる。それでも保証を求め続ける患者には「訊いたら相手の言うことを信用しよう」と告げ，繰り返し保証を求めたり保証の仕方に注文をつけたりしないようにと告げる。家族に対して「患者はいままで甘えられなかったのだから，患者の言うとおりにしてあげなさい」といった助言をする治療者もあるようだが，こういった助言は両者の間の退行的関係を助長する。「巻き込み」には限界を設定することが必要である。ただし患者の要求を突然，一挙に拒絶するのは患者をパニックに陥らせるので，まず現在以上に強迫行為の手助けをしないようにし，その後少しずつ手助けを減らしてゆく。その際患者を非難するのではなく，「このままではこちらも疲れきってしまう」と家族の側の限界を示す形で行う。治療者の助言に従ってそうすると告げてもよい。

　患者がひとりで強迫行為をしているときは家族はさしあたり干渉しないようにしてもらう。家族はつい「いつまでやっているのだ」などと介入しがちだが，そういう介入はほとんどの場合患者を一層不安にし，強迫行為を増強させる。

　患者がトイレや洗面台などを長時間独占したり，住宅の共有部分（居間や台所など）を占有して家族がそこに入るのを拒んだりして，家族の生活が困難になる場合がある。こうなってしまうのは家族が患者の要求をつい容れてしまった結果であることが多い。はじめの対応が大切である。患者自身の空間（自室など）には家族はみだりに立ち入らないようにし，そこでの患者の振る舞いには一切干渉しないようにするが，共有空間での生活はなるべくふつうにするようにする。家族は患者のことを心配し治療に協力したいと思っているが，それぞれの生活をもつ別の人

格であることを示すことが必要である。ときには患者が，自室は不潔になってしまって入れないが共有空間では比較的ふつうに生活することもある。自室に必要なものを取りに入るときに，家族に見ていてくれること，不潔なものにさわっていないと保証してくれることを求める場合もある。自室にひとりで入れないことは回避行動であるが，それによって他の場面での生活がある程度可能になっていれば，当面その回避行動を許容する。つまりただちに症状の消失を目指すのではなく，当面症状があっても日常生活がなんとか送れるようになることを目標とする。

患者と家族の間に症状を介さない交流を増やすよう働きかけることも大切である。日常生活のおりおりに声をかけること，いっしょにできること，たとえば外出して食事をしたり散歩したりスポーツをしたりすること，自然への関心を分かち合うこと，たとえば庭に花が咲けばそれを話題にすることなど。

III 病歴から生活歴へ

病歴を聞くに当たっては「どういうことで来られましたか」と問うて患者の話についてゆくのが原則だが，患者の話があまりに詳細になったり枝葉にわたったりするときは，「まず大筋を話してください」と介入する。そして症状の発症や経過だけでなく，発症や増悪に前駆する人生の出来事や生活の状況，とくに対人関係とそこでの患者の感情を明らかにするよう努める。「そのときどう感じましたか」と質問することが必要である。多くの場合症状の発症，増悪の前には患者の不安が高まっている。たとえば学校の成績の低下，進学の挫折，職場での失敗といった他者との比較や競争状況において彼らの自己評価が危機にさらされるとき，あるいは結婚，出産，育児など未経験な役割を担わざるをえないときなどである。こういった出来事や状況が患者の過去の重要人物との体験と重なって体験されていることもある。受験の失敗は幼少期に親から

他の子と比較されて貶められた体験と重なっているかもしれない。出産や育児に関する不安は，自身が親から十分な安全感を与えられなかったことと関係しているかもしれない。そういうとき彼らは強迫的防衛を発動させ，不安や葛藤を否認したり回避したり知性化したりして，自分がすべてをコントロールできるという幻想を維持し，尊大な自己像を保とうとする。治療者は病歴と生活歴を聞きながら，過去と現在の重なりに注意を促し，患者がその状況で何を感じたかを明らかにし，彼らの感じ方，考え方，価値観，生き方のスタイルを明らかにしてゆく。

　もう一つ重要なことは治療歴を聞くことである。彼らが今までどのような治療を受け，そこでどのような治療者・患者関係が発展したかを，そしてそれをいま患者がどう評価しているかを聞く。治療者は「いままでの治療のよいところは踏襲したいし，よくないところは繰り返さないようにしたいので教えてほしい」という気持ちで聞く。このとおりに患者に伝えてもよい。前治療者との間で生じた問題は自分との間でも生じうると考えておくことも必要である。

　また狭義の治療歴ばかりでなく，患者と家族が病にどう対処してきたかを聞く。強迫性障害の患者やその家族には呪術的なことをする人が多い。また病気は自己の弱さによるとして何らかの訓練，修行をする人もいる。こういう患者なりの対処を聞くことは，患者や家族が病の原因をどう考えているかを知ることにつながる。

　強迫行為中に「ストップ！」と声をかけてやめようとするとか，いやな観念が浮かぶといそいで別の観念を浮かべるようにするとか，確認行為を一つひとつするのではなくひとまとめにしてするとか，独自の工夫をしている患者もある。なかには行動療法類似のものもある。患者の対処方法についてはその効果を患者とともに評価し，有効なものは続けるように促す。患者にいままでどう対処してきたかを問うことは，患者が病に対処しうる人間であると治療者が考えていることを患者に伝えることにもなる。

Ⅳ 強迫的スタイルについて

「強迫的スタイル（obsessive style）」という言葉をはじめて用いたのは Salzman, L.（1968）[5]である。Salzman は全知への要求，疑惑癖・逡巡・不決断，尊大性，儀式など強迫パーソナリティの諸特徴や患者の機能の仕方，様式を「強迫的スタイル」と呼び，それに働きかけ変化を促すことが重要だという。そして治療者が積極的であること，断固としたところと柔軟性とを合わせもつこと，逆転移感情に気づくこと，いま，ここを重視すること，必要に応じて積極的に介入すること，とくに「強迫的スタイル」を見定めてその変化を促すことを強調している。これは中立性と解釈を重視する古典的精神分析とはかなり異なっている。筆者は Salzman の主張に賛成であり，筆者の行う精神療法は Salzman の影響を受けていると思う。

以下 Salzman のいう「強迫的スタイル」とはやや異なるが，筆者（成田，1978[3]，2002[4]）が強迫的スタイルと考えているもののうち重要と思われるものをいくつかあげ，それに対する治療的対応について述べる。

1. 感情のコントロール

患者は感情の表出を弱さのあらわれと見なしたり，恐ろしいことと思ったりして必要以上に抑え込んでいる。そのため感情のうっ積が生じ，ときに激しく爆発する。患者はそれを恐れてますます感情を抑え込もうとする。その上彼らはたとえば人を憎むと本当にその人が死んでしまうと体験する。Freud, S.（1909）[1]が「思考の全能」と呼んだものである。父親と口論して「親父など死んでしまえ」と思ったら数日後に父親が脳卒中で死亡した，といったエピソードを強迫性障害の患者はしばしば口にする。だから患者は敵意や攻撃心をもつこと自体を恐れ，否

認,抑圧するので,ついには人間としてもっともな敵意まで許容できなくなる。治療者は彼らの対人関係を具体的に聞いた上で,「そういう状況では（人間である）あなたが腹を立てても無理はない」と保証し,同時に,そういう感情を抱いたからといってそれはあくまで精神内界のことであって,外界の現実に直接作用するものではないことを保証する。筆者は「私もいままでにあんな奴は死んでしまえと何度も思いましたが,現実に殺人を犯したわけではないので,こうやってふつうに生活しています」などと告げることもある。

また患者はやさしい感情を表出することも苦手としている。やさしい感情を表出すると他者との親密な関係に入り込むことになり,そこで自己をコントロールすることが困難になることを恐れるからである。治療者はそういう彼らにやさしい感情の自覚と表出を促す。

2. 自己不確実感と完全主義そして全知全能への欲求

患者の疑惑や不決断や再三にわたる保証,確認の要求は自己不確実感に由来するが,その背後には自分はすべてを知りすべてを完全に行いうる存在だという尊大な自己像が潜んでいる。彼らはこの幻想を維持するために自分の誤りや欠陥が露呈するかもしれない現実とのかかわりを回避し,責任を伴う決断や実行を先延しする。何もしないでいれば,何でもできるという可能性の中にとどまっていられるからである。治療者は彼らの完全主義を「人間でありながら神のような完全を目指している」とやや戯画化して示し,「思いきって」「ためしに」「すこしずつ」やってみることを促す。

3. 白か黒か

両価性,両義性,曖昧性は人間存在にとって不可避であるが,患者はこれに耐えることが難しい。彼らは「すべてか,しからずんば無か」「白か黒か」と考える。中間の領域は無と同じと見なされたり弱さと見

なされたりする。こういう彼らに対して治療者は機会あるごとに中間の領域, 灰色の領域の存在を指し示し, それを受け入れるように促す。

4. 言葉の煙幕

強迫性障害患者の話はしばしば脇道に逸れる。また彼らの言葉は抽象的, 観念的, 一般論的であって, 具体的な生きた経験につながらない。彼らの言葉は実は彼ら自身があらわになるのを防げている。こういう彼らに対して治療者は, 彼らの話を本筋に戻し, できるだけ具体的に, 生(なま)の経験を話すように促す。

5. 逆転移

患者の話が要領を得ないこと, 保証確認の要求が繰り返されること, 具体的な事実や生の感情が伝わらないことに治療者がいらいらさせられることがある。また彼らの話に暗に敵意が感じられたり, 彼らが治療者の能力や権威を貶めようとしているように感じられたりして, どちらが上位に立つかといった争いに引き込まれてしまうこともある。治療者はそういう患者の態度, 振る舞いが強迫性障害という病のゆえであって, 患者はいまのところそうせざるを得ないのだと理解し, その内側にある彼らの深い非安全感と孤独を感じとらねばならない。

■文　献

1) Freud, S.: Bemerkungen über einen Fall von Zwangsneurose. 1909.（小此木啓吾訳：強迫神経症の一例に関する考察, フロイト著作集 9. 人文書院, 東京, pp213-282, 1983）
2) 成田善弘, 中村勇二郎, 水野信義ほか：強迫神経症についての一考察―「自己完結型」と「巻き込み型」について. 精神医学 16; 957-964, 1974.
3) 成田善弘：強迫症. 土居健郎, 笠原嘉, 宮本忠雄ほか編：神経症と精神病, 異常心理学講座 9. みすず書房, 東京, pp45-105, 1978.

4) 成田善弘：強迫性障害，病態と治療．医学書院，東京，2002.
5) Salzman, L.: The Obsessive Personality. Science House, New York, 1968.
 （成田善弘，笠原嘉訳：強迫パーソナリティ．みすず書房，東京，1985）

〔成田善弘〕

第2部　OCDの治療：総論

第 8 章

精神療法 2 —行動療法—

I　はじめに

　強迫性障害がどのような治療をもってしても自然経過に比して有意に良い効果をあげることができない障害だとみなされていたのを，治療可能な疾患という捉え方に変化させたのは，行動療法の台頭に帰するところが大きい。しかし，それでもなお，すべての症例で十分な効果をあげているとは言い難い。これらの効果の違いは，強迫性障害の異種性によるところが大きい。強迫性障害の行動療法すなわち曝露反応妨害法（ERP）と誤解されているところがあるが，症状によって適用できる症例とそうでない症例が存在する。問題（症状）の把握が十分にできておらず，無理にERPを適用しようとして失敗しているケースを認めるが，これは，行動療法をおこなうときの基盤である，行動分析が十分になされていないことによることがほとんどである。

　ERPを用いた治療の実際については他章に譲り，本稿では，強迫性障害の行動療法について概観したのち，代表的な治療技法であるERPを（あるいは他の技法を）適用するまでの，行動分析を含む問題（症状）の十分な把握の重要性を中心に述べたい。

II 行動療法の強迫性障害の治療法への展開

　行動療法は，学習の諸原理や方法を，臨床の問題の理解と，それをいかに適応的な方向に変化させていくかということに応用する心理療法として出発した治療法である。すなわち，それまでの心理療法とは異なり，症状（問題）の形成と維持には，学習が関与しているのではないかという見方をもとに，その，いわば患者の不適応的な学習を取り除き，適応的な学習を身につけるように援助するというものである。実験心理学から得られた原理を応用しているために，初期の頃は"人間を動物扱いしている"，"非人間的"などという理不尽な批判にさらされていたが，その後，認知療法も取り入れられ認知行動療法として発展し，今日では最も効果の実証された治療法とされるに至っている。

　行動療法の神経症理論の中核は恐怖（不安）の学習とその発展に関する理論であり，治療研究は恐怖の治療としてのエキスポージャー（曝露法）を中心に発展してきた。恐怖症の治療におけるエキスポージャーの有効性が示されたことで，行動療法が治療法として注目されるようになった。初期のエキスポージャーとしては有名な Wolpe の系統的脱感作法がある。これは，恐怖に拮抗する筋肉弛緩状態にある患者に，その患者にとってごく軽微な恐怖刺激を数秒間ずつ繰り返しイメージさせ，恐怖反応が軽減したら少し強い恐怖刺激に進め，段階的に恐怖を軽減させるという方法で，現実場面での脱感作もおこなわれ，様々な恐怖症に有効であった。しかし，強迫性障害に関しては効果が検証できなかった。このことにより，エキスポージャーの研究はさらに進み，恐怖刺激の提示時間が十分に長ければ，筋肉弛緩のような拮抗反応が必要でなく，また，恐怖刺激の強さもごく軽微でなくてもよいことが明らかにされ，現在のエキスポージャーが確立した。

　ERP による成功を初めて報告したのが，Meyer[4] である。彼は，恐

怖症の患者は，恐怖刺激の対象から完全に退いていることができるが，強迫の患者では，恐怖を回避することで強化される行動をとっているので，エキスポージャーのみでは効果がみられないと考えた。「もし，強迫の患者が，恐れている状況に説得されて，または強制的にとどめ置かれ，その状況を避けたり逃れたりするための儀式をすることを妨げられたら，彼は恐れていた結果が起こらないことを見出すことができるだろう」と述べている。この治療を"modification of expectation" methodと呼び，患者の恐れていることへの認知が変わることを目指していたのである。余談になるが，筆者らの考える行動療法では，このように患者の身体反応や運動行動だけでなく，思考や感情も含めている。この報告では，系統的脱感作法では患者の認知を変えることはできずに症状が再燃した不潔恐怖のケースと，精神分析で悪化してロイコトミーも効果がなかった宗教的強迫観念と打ち消し儀式を呈するケースにERPをおこない，著効した治療経過が紹介されている。2ケースとも，患者の強迫行為，観念のみでなく，結果として恐れていることに対する信念がどう変わっているかを確かめ，フォローアップにより効果の検証をおこなっている。強迫性障害の患者に十分に長時間恐怖刺激に直面するというエキスポージャーを成り立たせるためには，恐怖刺激から逃げたり，回避したりする反応をさせないようにする反応妨害法を合わせておこなう必要があり，これがERPとして用いられるようになり，強迫性障害への有効な治療法として知られるようになった。

1．ERPの適応となる強迫性障害の症状のしくみ

　強迫性障害といえば，すぐにERPと定式化されたように誤解されているが，前節で述べたように，ERPが適用できるのは，Meyerの述べたような，強迫行為（儀式）が不安（恐怖）を回避することで強化されている場合に限られる。行動療法では，このような刺激と反応の連鎖を明らかにすることを行動分析と呼んでいて，これなしには行動療法は成

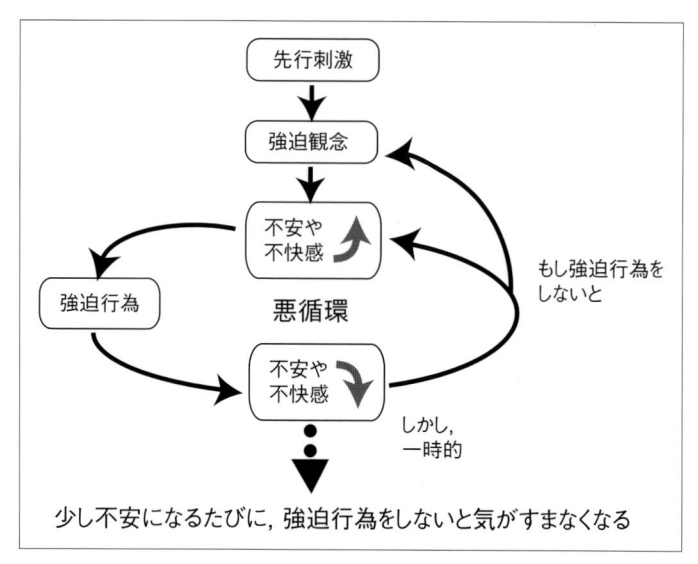

```
        先行刺激
           ↓
        強迫観念
           ↓
        不安や
        不快感  ↑
              悪循環        もし強迫行為を
 強迫行為                    しないと
        不安や
        不快感  ↓
                  しかし,
                  一時的
           ⋮
           ↓
 少し不安になるたびに,強迫行為をしないと気がすまなくなる
```

図 8-1　強迫症状のミクロの行動分析の説明

り立たないものである．また，後に述べるが，この過程には行動療法の精神療法としての特徴がある．ERP が適用されうる，強迫性障害の中核群とでもいうべき強迫症状の行動分析では，図 8-1 のような刺激と反応の連鎖が同定される必要がある．すなわち，ある刺激（先行刺激）により，強迫観念が生じて不安が強まり，それが刺激となり，強迫行為をおこない，強まった不安が下がる，しかし不安が下がるのは一時的で，強迫行為をやめようとすると不安が強まったり，次第に些細な刺激でも強迫観念が生じて不安が強まるようになる，という悪循環が生じて症状が維持，増悪してきているという機序が明らかになって，初めて ERP の適応になる．逆にいえば，行動分析によりこのようなしくみが同定されなければ，この技法は適応でないのである．例えば，強迫性緩慢と呼ばれる患者では，先行刺激や強迫観念や不安がはっきりせず，身づくろい行為（洗面，歯磨き，入浴など）を一旦始めると，行為をくり返し，自分がすっきりするまで終われず，無理に終わらせると不安になること

がみられる。このような場合には，ERPでは治療できず，適応的な身づくろい行為を身につけるための治療技法（モデリング，シェイピングなど）が用いられることになる。

III　強迫性障害に対する行動療法の実際

　ここでは，前述したように紙幅の都合もあり，筆者が治療上もっとも重要だと考えている初診からERPが始まるまでの（あるいは別の治療技法が選択されるまでの）留意点を述べたいと思う。

　行動療法では，患者が自分の症状の仕組みを理解し，治療に主体的に取り組むことが必要で，それが可能になるように，患者の治療意欲を引き出さなければならない。その点でも，初診時の面接は重要である。山上[7]は，行動療法は対象の把握と変容とからなり，それが絡まりあって治療が進む，と述べているが，まず対象を丁寧に把握することが第一歩である。

1．主訴・生活歴・現病歴

　行動療法というのは特別な治療法だと思われがちであるが，初診時は通常の精神科の診察と同様に始める。すなわち，まず，主訴を尋ねる。強迫症状に圧倒されていると，困っていることを正確に伝えられない患者もいるが，なるべく，生活の中でどのように困るのかを具体的に尋ねる。そして，このことは後で詳しく尋ねると断って，生活歴に進めるとよい。症状による生活障害が著しい患者や家族に無理に連れてこられた患者もしばしばみられ，家族に責められたり，自分に自信を失っていることが多い。まずは受診そのものをねぎらい，評価することも大切である。生活歴では，患者のこれまでの生い立ち，家庭，学校や職場など患者をとりまく環境，そこでの適応の具合などを尋ね，患者の対人関係のパターンや物事への対処方法の特徴などを明らかにしておく。身体疾患

も含めた既往歴，特に発達の問題があるかどうかは注意深く発達歴を聴取するなどの必要がある。さらに強迫症状の始まりとそのきっかけとなる体験，症状の経過と患者をとりまく状況との関係などについても把握する。以上をまとめると，どのような子どもが，どのような環境の中で，どのように育って，どのようなことがあってから，どのようなきっかけがあって，どのような強迫症状が生じ，それに対し，どのようなことをおこない，その症状がどのようになってきているのか，を病歴の中で把握する。これらの情報は，後に治療への導入時，あるいは課題を決める時などその後の治療の様々な場面で役立つことになる。例えば，不潔恐怖で地面を触るのを避けている患者が以前テニス部で活躍していたとすれば，昔は地面についたボールを平気で触っていたことを話題にして，患者の治療意欲を引き出せることなどがある。

2. 強迫症状についての把握

飯倉[2]はEmmelkamp[1]の著述を援用して強迫症状が生じている場面における刺激，反応の関係を明らかにする行動分析をミクロ的な行動分析と呼び，強迫症状と患者の置かれている状況，症状以外で抱えている問題などとの関係をみることをマクロ的な行動分析としているが，この両方を把握しながら進めることが治療の成功には不可欠である。

まず，ミクロ的な行動分析の実際であるが，強迫性障害でよくみられる洗浄強迫の場合，もし，患者が自分が汚いと思っているものの傍を通った時に（先行刺激），ひょっとしたらそのものに触ったのではないか，手が汚れてしまったのではないか，という強迫観念が浮かび，不安（不快）になる。そして手を洗うことで不安感が下がるが，一時的で，手を洗うのをやめようとすると，よく汚れが落ちていないのではないか，あるいは洗面台の水がはねてついたのではないか，などという観念が浮かび，何度も手を洗いなおしたり，また，次にはもっと遠くに離れていても，汚いものに触ってしまったのではないかと不安になったり，

手洗いが段々過剰になる，という悪循環が生じて症状が増悪してきている，ということが明らかになったら，前にも述べたように，ERPの適応となる。この時に，手洗いをしないとその結果どんなことが起こると思っているのか，「自分が病気になると思っているのですか？」，「自分の手が汚いので，人を病気にさせると思っているのですか？」などと患者に尋ねてみる。患者によって，答えは様々であるが，「何を恐れているのでしょうね」，「いえ，病気とまでは思わないのですが，気持ちが悪いのです」という返答も多い。このようなやり取りの中で，患者は自分の症状に対して不合理感を強めることができるので，治療意欲につなげることができるように話を運ぶことも重要である。ここで，同じ手洗いが長いという症状でも，先行刺激による強迫観念の存在や不安の増大が明らかでないが，一旦手を洗い始めたらやめられない，という前述した強迫性緩慢の場合は，ERPは適用できないので，患者と話し合い，適応的な手の洗い方を決めて，それが身につくように訓練することなどの治療がおこなわれる。

　また，強迫観念の内容が性的なことや宗教的なことの場合などに，「このような観念が浮かぶ自分は罪深い，人間として失格だ」と考えて抑うつ的になったり，自分に自信を失ってしまっている場合があるので，それを尋ねてみて，多くの同じ症状を持つ人がそのように考えてしまうことなどを話し，患者が症状を外在化できるようにする。特別にここをとりあげて認知療法的な対処を必要とする場合もみられる。

　このような強迫症状についての行動分析と同時に重要なのが，患者をとりまくいろいろな問題である。家庭，学校，仕事，地域などの環境や身体疾患，抑うつ，アルコール依存などの本人の問題があることが多く，これらと強迫症状との関係を把握することも後の治療方針に重要である。これがマクロ的行動分析であり，患者がなるべく強迫症状を出さずにすむような環境調整や，場合によっては治療によりこれらが改善されるような方向に治療を考えることなども必要になってくる。

以上のような面接により，詳しい行動分析を経て患者の症状とそれに影響を与える問題を把握する上で大事なことは，患者の生活の中で具体的にとっていくことである。このためにできる工夫としては，患者の典型的な1日の生活の過ごし方，朝起きてから夜寝るまでを具体的に知ることがある。詳しくは自分で記録してきてもらったりするとよい。1日の生活が症状によって占められている場合には，少し症状が軽快した時に振り返って患者の頑張りをフィードバックする際の有用な資料にもなる。また，自宅の見取り図を描いてもらうこともある。患者の症状がどこで出ているか，など症状を把握し，後に患者とともに治療課題を考える際に役立てる意味で重要であるが，家庭の雰囲気，家族との関係や経済的な状況など治療上有用な情報が得られることが多い。

　以上のべたような工夫で患者の問題を時間的，空間的に把握することができ，ERPが適用できそうな患者の場合は，治療者は患者が診察室を離れてからの行動について，どのようなことでどのように感じ，考え，どのように対処するか，などがおおよそ予測できるようにならなければ（山上によれば，映画のシーンのように想像できる）治療はできない。はっきりしないところは患者にこうなのか，ああなのか，と疑問を投げかける。症状に圧倒されている患者も，このようなやり取りの中で自分の症状を客観化することができ，少し自分の症状を理解できるようになる。さらに，行動分析のために患者の症状と取り巻く問題を丁寧に把握しようとする治療者の態度は，患者に，なんとか自分の問題を解決するのを助けてくれそうな人が，そのために自分を理解しようとしてくれている，という感情を沸かせ，治療者への信頼感が生まれるとともに，症状に圧倒されてはいても，なんとかなるかもしれないという希望を抱かせ，治療意欲を引き出すことになる。このような行動分析に行動療法の精神療法としての醍醐味があり，治療を進める上で必要な治療共同体ができあがることになると筆者は考えている[5,6]。このタイミングで，行動分析によりERPを適用できそうな患者の場合，本疾患につい

て，治療法としての ERP についての心理教育をおこなうとスムーズである。筆者は飯倉の『強迫性障害の治療ガイド』[3]を購入してもらい，まず一緒に目を通し，重要なところは説明をして，あとは家で熟読してもらうことにしている。心理教育については，他章で詳説されるので，そちらに譲るが，行動分析により患者が自分の強迫症状を理解して，これまでの経過の中でそれが徐々に学習されてきたものであることを実感できていれば（そのように面接を進める必要があるが），ERP をやってみようという治療意欲を示すようになっている。それを受けて治療者は，楽な治療ではないが，患者自身が頑張ることにより，症状を改善することができることを保証することも重要である。

IV　おわりに

　初診から治療が始まるまでのポイントを概観した。もちろん，治療者と患者が共同で行動分析をおこなって，取り組むべき課題を決めて ERP が始まっても，実際におこなってみたら不安が強すぎて難しかったり，逆にあまり効果がなかったり，周囲の環境との関係で実施が困難だったりと結果は様々である。そこで，その結果を共同で検証して課題を決めなおしたり，あるいは症状に影響を与えている他の問題への対処を先にするなどを取り決めることになる。このような仮説－検証を繰り返しながら徐々に患者，治療者双方とも症状の把握がより正確にできるようになり，治療が進む。このような進み方を実現させるためにも，治療への導入の段階は極めて重要であると考えている。

■文　献

1) Emmelkamp, P.M.G.: Anxiety Disorders—A Practitioner's Guide. Wiley, New York, 1992.
2) 飯倉康郎：強迫性障害の行動療法．金剛出版，東京，2005．
3) 飯倉康郎：強迫性障害の治療ガイド．二瓶社，東京，1999．
4) Meyer, V.: Modification of Expectations in Cases with Obsessional Rituals. Behav Res Ther 4; 273-280, 1966.
5) 中川彰子：強迫性障害の精神療法．強迫性障害．専門医のための精神科臨床リュミエール．中山書店，東京，pp194-206, 2008．
6) 中川彰子：強迫症状の行動療法．臨床精神医学 20（7）; 923-929, 1991．
7) 山上敏子：方法としての行動療法．金剛出版，東京，2007．

（中川彰子）

第2部　OCDの治療：各論

第9章

外来における行動療法の概略と実際

I　はじめに

　本章では，強迫性障害に対する外来での行動療法について，曝露反応妨害法の治療の進め方を中心に述べる．項目としては，強迫症状を主訴として外来を初診した患者の診断・評価，外来と入院の治療環境の違い，期間が限定された曝露反応妨害法の治療プログラムの代表例，日本での精神科外来における（標準的な）行動療法の進め方，などについて図，表やモデル症例を用いながらできるだけわかりやすく記述することを心がけた．

II　強迫症状を主訴として初診した患者の診断・評価

　強迫症状を主訴として精神科外来を患者が初診した場合でも，診断は強迫性障害とは限らないことを理解しておくことは大切である[7]．図9-1は，診断の過程を簡略化したものであるが，病歴聴取や行動分析による初期評価によって，純粋な強迫性障害，強迫症状をもつ別の精神疾患，強迫性障害と別の複数の精神疾患との合併，などの診断に分けられ

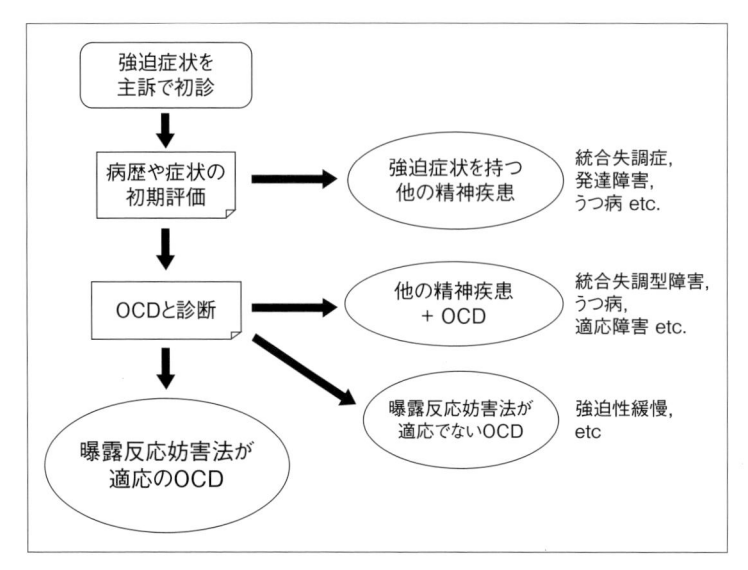

図9-1 強迫症状を主訴として初診した患者の診断・評価の流れ

る。さらに，診断が強迫性障害であっても曝露反応妨害法の適応になる場合とそうでない場合があることも理解しておくべきである。これらの診断は，初期に確定されるのが理想的であるが，複雑なケースでは，とりあえず治療的介入を開始してその反応も参考にしながら確定されていくことも少なくない。

Ⅲ 外来と入院の治療環境の違いについて

行動療法を行う治療環境には，外来と入院とがあるが，それぞれのメリットやデメリットを理解しておくと治療を組み立てていく際の参考になる[6,19]。その両者の比較を表9-1に示す。

行動療法の入院治療が行える治療機関が少ないこともあり，入院治療が望ましいと考えられるケースでも外来で治療を行わざるを得ないことが多い。外来治療ではセルフコントロールによる曝露反応妨害法のホー

表 9-1 外来と入院の治療環境の比較

	外　来	入　院
家庭生活や仕事や学校	治療のために中断しなくて済むことが多い。	一旦中断しないといけない。
家族を強迫症状に巻き込んでいる場合	外来で治療を行うには，患者自身が治療に主体的になることが不可欠である。家族が共同治療者になる方法はあるが，うまくいかないことが多い。	入院して一旦家族と離れることに重要な意味があることが多い。
強迫症状によって支障をきたしている日常生活行為の治療	ホームワーク主体なので，患者自身が主体的，積極的になることが不可欠。自力で生活できないほど重症の場合は外来で治療することは困難である。	日常生活場面での治療が行えるので，治療者や看護師の介入がしやすい。しかし，段階的にレベルアップしないと，スタッフに依存的になって治療が停滞する危険性もある。
治療課題のフィードバックと強化	多くの場合，次の外来診察まで待たないといけない。電話，ファックス，e-mail を用いる方法もある。	即時に治療者や看護師がフィードバックして強化することができる。
行動療法を行うことができる治療機関	少なくはない。徐々に増えている。	少ない。
治療にかけられる時間	長い時間がかけられる治療機関は多くない。	看護師の介入も含めると，ある程度長い時間がかけられる。

ムワークが中心となるため，患者が治療の意味を十分に理解していることが不可欠になる。しかし，外来にあまり長い時間をかけられない治療機関がほとんどであり，いかにして効率よく患者の理解を深めるかには

工夫を要する。これは後半の部分で述べたい。

また，患者が家族と同居していて，家族を強迫症状に巻き込んでいるケースでは，外来治療を軌道に乗せるまでに長い期間を要することが多い。その場合，治療者は，決して強制的ではなく，患者自身が治療へ主体的になるように導いていくような面接を試みることになるが，うまくいかない場合には入院治療の検討も必要となる。その場合でも強制的ではなく，患者自身に決断してもらうことが大切である。

Ⅳ　外来における曝露反応妨害法の治療プログラム

欧米での強迫性障害の行動療法は，無作為割付比較試験（RCT）による臨床研究とともに発展してきたと言っても過言ではない[17]。その結果，現在欧米では，ある程度期間が限定された外来治療プログラムが主流になっている[4,11,12]。これは，（施設によって程度の差はあるが）セッションの数や時間や治療内容があらかじめ設定されている治療形態である。治療の自由度は低いが，タイムリミットがあり，治療費も高いため，患者も集中的に治療を行いやすく，治療効率が良いことが利点である。治療の目標は，治療期間中に100％強迫症状が消失させることではなく，患者自身が治療の方法を覚えてその効果を実体験することにより，治療終結時には患者が自分で症状をコントロールできるようになることである。これは非常にシステム化された治療プログラムといえる。欧米では行動療法の治療者の多くは臨床心理士であり，しかも，保険診療ができるという点が日本の医療制度と異なっている。

日本で現在行われている標準的な外来行動療法は，こうした欧米の臨床研究から得られた結果が基礎になっている。そこで，ここでは，代表的な治療プログラムとして，Foaらによる約1カ月間の外来集中治療プログラムと，日本で数少ないRCT研究である九州大学病院精神科の12セッションの外来治療プログラムを紹介する。

1. Foa らによる約1カ月間の外来集中治療プログラム[2,3]

　これは，強迫性障害患者に対する 15 セッションの曝露反応妨害法による外来治療プログラムである。このプログラムでは，まず，広告などで患者を募集し，治療前のスクリーニングを行う。その際，Structured Clinical Interview for DSM-IV（SCID），Yale-Brown Obsessive Compulsive Scale（Y-BOCS），Hamilton Depression Scale（HDS）などを用いて診断，症状の評価がなされる。そこで治療オプションの選択肢が提示され，患者がこの治療プログラムにエントリーすることに同意すれば，治療契約が結ばれる。治療は平日，毎日 1.5〜2 時間の外来セッションが行われ，ほとんどの患者は病院の近くのホテルに約1カ月宿泊して通院する。セッションは，はじめに3日間の情報収集セッションが行われ，病歴聴取，主観的不安評価尺度（SUDS）の記録，ヒエラルキーの作成，治療法に関する説明など，以降の集中治療への準備が行われる。集中曝露反応妨害法セッションでは，ヒエラルキーに基づいた曝露反応妨害法の治療が 15 セッション行われる。初めの段階ではセッション内で治療者が付き添ってサポートしながら患者に曝露反応妨害法の治療課題を行ってもらう。また，曝露反応妨害法の治療課題がホームワークとして出される。こうした治療課題を段階的にヒエラルキーの高いものへと上げながら治療は進められていく。治療の最終段階では治療者が患者とともに自宅を訪問し，自宅での曝露反応妨害法セッションが設けられている。

　このプログラムは，患者が自分ひとりで曝露反応妨害法の治療ができるようになることを目標にした治療教育を短期集中的に行っていることが特徴であり，高い治療改善率が報告されている。しかし，この治療プログラムに導入できるためには，毎日続けて通院できること，患者自身が主体性を持って治療していくという動機づけが十分あること，自らの症状や治療法に関しての理解が十分得られること，などが不可欠であり，重症例や複雑な症例がエントリーされることは少ないと考えられ

る。

2. 九州大学病院精神科の12セッションの外来治療プログラム [14,15,16]

　これは，筆者の『強迫性障害の治療ガイド』[5]をテキストとして用いた曝露反応妨害法による週1回計12セッションの外来治療プログラムであり，行動療法と薬物療法とのRCTにおいて施行された。

　初期1～2セッションでは，病態の把握に始まり，症状が維持されるメカニズム，曝露反応妨害法によって期待される効果，ホームワークの重要性についての説明が重点的になされる。その後はホームワークを主体とした曝露反応妨害法が週1回の頻度で行われ，毎回の診察では，ホームワークのフィードバックと評価，治療課題の修正とステップアップが繰り返される。そしてセッションを重ねながら，最初は治療者主導の治療から，徐々に課題の内容を患者本人にも考えてもらい，患者主体の治療へと移行していくように進められる。さらに再発防止の目的で，症状が悪化した場合の対処法を前もって考えてもらうことも行われている。また，電話やメールで定期的に連絡を入れてもらいながら，治療終了後のフォローアップも行われている。

　この治療プログラムは，週1回の外来治療という現実的な頻度のセッションで行われていることが特徴である。この研究は，欧米でさかんに行われているプロトコールに基づく治療プログラムが日本でもシステムをつくれば可能であることを示した点で意義がある。

V　日本での（標準的な）精神科外来における行動療法

　日本でも，前節の九州大学病院精神科のように，あらかじめ期間が設定された治療プログラムを行っている治療機関もあるが，多くの精神科外来は薬物療法を併用した緩やかな枠組みの治療形態で行われている。前節の治療プログラムと異なり，制約が少なく患者の状態に応じて柔軟

な対応がしやすいというメリットはある。しかし，現実問題として，ひとりの診察に長い時間を割くことができない治療機関が多く，効率を重視した治療の進め方を工夫せざるを得ない。

ここでは，（複数の患者[9]を参考にして作成した）モデル症例の外来治療経過を呈示し，日本の標準的な精神科外来で曝露反応妨害法を中心とした行動療法を行う際のポイントや留意点について述べたいと思う。

1. モデル症例

【症例】（初診時）45歳，男性。会社員。

【主訴】自分の便の汚れが気になる。バイクの運転中，人に危害を加えていないか気になる。

【生活歴ならびに現病歴】

幼少期から大学にかけて友人も多く楽しく過ごした。大学卒業後，会社に就職し，26歳で結婚して2子をもうけた。そのころまでは仕事でも家庭でも全く症状はなかった。X－1年頃から自分の便に対して過敏になり，自宅で大便をした後に何度も紙で拭かないと気が済まなくなった。その後，拭く回数が増えたのでウォシュレットを設置し，それを必ず使用しないと気が済まなくなった。それだけでも安心できなくなり，大便の後シャワーを浴びて石鹸で洗わないと気が済まなくなった。出勤までの準備に長時間かかるようになり，また，会社で大便をしないように朝食と昼食を抜くようになった。さらに，通勤中のバイクの運転の時に，人や車や自転車に当たったのではないかと気になって引き返して確認する症状も出現し，その頻度が増加した。これらの症状は，生活に著しく支障をきたし，いらいらも強くなったので知人に勧められてX年にA病院を初診した。

【初診時現症】

年齢相応の身なりがきちんとした会社員。話にまとまりがあるが，やや気負った態度で表情は硬かった。強迫症状に関しては，「ばかばかし

いとは思うが，せざるを得ない，負けてしまっている」と話していた。

【治療経過】
　初診時，病歴を聴取した後に，治療者は患者を強迫性障害と診断し，強迫症状のしくみについて説明した。その際，Y-BOCS を用いて患者の具体的な強迫観念と強迫行為の内容を挙げてもらい，程度を評価したところ 28 点であった。さらに，行動療法について簡潔に説明し，治療をがんばれば必ず治ると強調した。それに対して，患者は理解を示し，治療への積極的な意志を示した。治療者は，セロトニン再取り込み阻害薬（SRI）を行動療法と同時に用いると特に治療初期の効果が増すという研究結果が出ていることを説明し，fluvoxamine 50mg を処方した。また，強迫性障害や行動療法に関する基本的な知識を提供するために筆者著の『強迫性障害の治療ガイド』[5] を購入してもらい，次回までに読んでくることを治療課題とした。初めは 2 週間ごとの外来通院とした。
　第 2 セッションで患者は「かなり気分が楽になった。自分で朝の準備の時間を短くするようにしてみたら約半分になった」と述べた。患者は，積極的に治療をしていきたいと希望した。まず，診察室でできる治療として，腰を浮かさずに椅子に深く座りお尻をしっかり椅子につけることを実践してもらった。はじめ，患者は「とても気持ち悪い」と述べていたが，時間とともに不快感が下がり，10 分後には「だいぶ落ち着きました」と述べた。そこで，自宅や会社でも椅子に座る時は，しっかり深く座るという治療課題を出した。さらに，大便後のシャワーをやめる，昼食を食べるという曝露反応妨害法の治療課題も出した。また，バイクを運転している際に不安になった時の状況，その時考えたこと，その後行ったことについてのセルフモニタリングを記録してもらうホームワークも出した。薬物は，副作用がほとんどなかったため，fluvoxamine を 100mg に増量した。
　第 3 セッションで，患者は，「治療課題がすべてできて気分がゆったりするようになった」と述べた。バイクのセルフモニタリングでは，何

かにぶつかったかもしれないと考えた時に必ず戻って確認していた。治療者は，「本当にぶつかったのなら必ずわかる。ぶつかったかもしれないという考えが起こった時こそが，重要な"治療場面"であり，その時に放っておいて次の行動に移って時間とともに不安が下がる体験をすることが大切である」ことを強調した。それをそのセッションのホームワークとしたが，セルフモニタリングを書く際に，気になっても放っておけたら「○」（すなわち成功体験），確認してしまったら「×」と追加して記録してもらうようにした。Fluvoxamine は 150mg に増量した。

　第4セッションでは，**表 9-2** に示すように，「人や車に当たったかもしれない」という考えが起こっても戻って確認せずに時間とともに不安が下がるという曝露反応妨害法の成功体験が数回得られた。治療者は，患者が勇気をもって実行できたことを褒め，その成功体験の割合を増やしていきましょうと伝えた。また，不潔恐怖症状の治療課題としては，ウォシュレットを使わないという新たな治療課題を出した。その際，患者は「なぜウォシュレットを使ったらいけないんですか？」と質問した。治療者は，「使うか使わないかはあなたの自由であるが，今のあなたはウォシュレットを必ず使わないといけないところが不自由である。もしウォシュレットがなくても済ませられるようになると，（ウォシュレットがあるかどうか気にせずに）気楽に好きな所へ行けたり，（大便をどこのトイレでもできるので）いつでも好きなだけ食べたり飲んだりできるようになると思う」と説明すると患者は納得した。

　第5セッションでは，ほとんどウォシュレットを使わず済むようになり，ウォシュレットがないところへも自信を持って行くことができるようになった。また，バイク運転中の確認行為もほとんどなくなり，家庭や職場でもほとんど生活に支障がなくなったため，セッション間隔を広げていった。初診から7カ月後より，fluvoxamine を漸減し，2カ月間で中止したが，症状の再燃がなかったため，さらに2カ月後，患者の希望もあり治療を一旦終結した。Y-BOCS は2点であった。

表9-2 バイクの運転中に不安が起こった時のセルフモニタリングの例

日 時	気になることが起こった状況	その時どう考えたか	その後どうしたか不安はどうなったか	治療の成否「○」or「×」
S月11日朝	バイクで会社に向かう途中,自転車の中学生を追い越した。	ぶつかったかもしれないと考えた。	気になって引き返し,何も起こっていないことを確認した。不安は下がった。	×
S月13日朝	バイクで会社に向かう途中,自転車の中学生を追い越した。	ぶつかったかもしれないと考えた。	この前はここで負けてしまったことを思い出し,確認せずに振り切ってそのまま会社に行った。その場を離れる時は不安が強かったが時間とともに軽くなった。	○
S月14日夕方	会社からバイクで帰宅途中に通行人を追い越した。	ぶつかったかもしれないと考えた。	「ここが治療場面だ」と気合を入れて,引き返さずにそのまま自宅に帰った。初めは不安が強かったが,自宅に着いた時にはほとんど不安は下がっていた。	○

　治療終結後,1年ほどして職場のストレスを契機に強迫症状が再燃した。以前のように自分で行動療法を行う意欲がわかなかったため,fluvoxamine 100mgを再開したところ,2週間ほどで意欲を取り戻し,再びセルフコントロールによる行動療法が可能になり安定した。本症例の外来での行動療法と薬物療法の流れをまとめると図9-2のようになる。

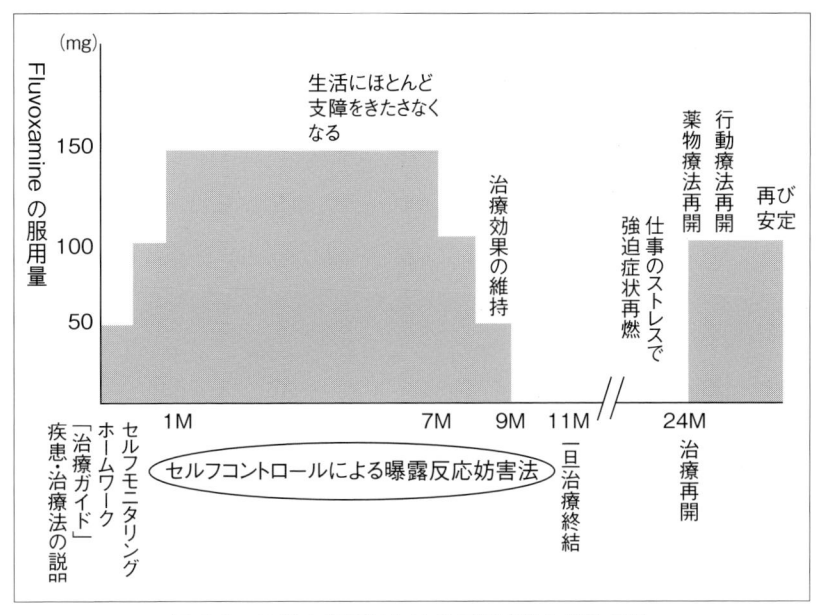

図 9-2　モデル症例における行動療法と薬物療法

2. 外来での行動療法のポイントと留意点

a）診察時間の使い方

ほとんどの外来医は患者ひとりにかけられる時間が限られているのが現状である。しかし，行動療法を行うのであれば，少なくとも初診や治療初期には症状評価や治療方法の説明や治療への動機づけのための時間をなんとか捻出することが望ましい。症例のように軽症で理解のよい患者であれば，導入がうまくいけば以後は効率よく治療が進むことも少なくない。また，患者が疾患や治療法の理解を手助けするようなガイドブック[5]やハンドアウト[8]の活用も試みる価値がある。

b）薬物療法との併用

欧米のあらかじめセッション数や治療期間が設定されている治療プログラムでは（主に臨床心理士が）行動療法単独で行うことが多い。一

方，日本の一般的な精神科診療では，患者が薬物療法を拒否しなければ，行動療法とSRIを中心とした薬物療法を併用して行うことが多い。これは，できるだけ短期間で効率よく症状を軽減して患者の苦痛を減らすことが主な目的である。これまでのRCT研究によると，薬物の併用は特に治療初期の効果を増すが最終的には行動療法単独の場合と治療効果は変わらないと報告されている[14,13]。したがって，理想的にはモデル症例のように十分な治療効果が得られた後に薬物を漸減中止して治療終結していくことが望ましい[18]。しかし，薬物が減量できない重症例や，薬物の減量や中止を希望しない患者も少なくない。その場合は，副作用をチェックしながら長期に薬物療法を継続することになる。

また，モデル症例のように一旦治療終結したケースでも，ストレスを契機に強迫症状が再燃し，抑うつや強い不安のために行動療法をすぐに再開しにくいことがある。その際，以前用いたことのある薬物服用の再開が有効であることも多い。

c）診察室や病院の敷地内での曝露反応妨害法

外来であっても，可能であれば診察室や病院の敷地での曝露反応妨害法は行う価値がある。その場で具体的な治療行為を行い，治療効果を実感できれば，自宅でのセルフコントロールによる曝露反応妨害法も行いやすくなることが期待できる。治療の行い方としては，治療者がサポートしながら患者に不潔の対象に直面してもらったり，苦手な場所を確認せずに通ってもらったりすることなどが挙げられる。モデル症例では，腰を浮かさずに椅子に深く座りお尻をしっかり椅子につける治療の場面がそれにあたる。このような治療者付き添いの治療によって患者がhabituationの成功体験を得ることができれば，以後の治療が進みやすくなる。

さらに，次のステップでは，治療者が診察室に残った状態で，患者のみ外に出てひとりで治療課題を実践してもらい，その後診察室で結果の

フィードバックをするという方法も行う価値がある。

d) 患者のセルフコントロールによる曝露反応妨害法とホームワーク

外来での治療の場のほとんどは自宅や職場や学校の日常生活の中にあり，その生活の中で，患者がセルフコントロールによる曝露反応妨害法を行えるかどうかが治療の成否の鍵を握っている。治療の進め方としては，ホームワークの治療課題をヒエラルキーを参考に設定し，できそうなものから始めて，徐々にレベルアップしていくやり方がオーソドックスである。その際，患者が治療の意味をよく理解していないと十分な治療効果は得られない。モデル症例では，患者が"ウォシュレット"の治療課題についての質問をしているが，このようなやりとりは，治療に関しての理解を深める点で非常に意義がある。患者が治療者にわからないことを気楽に質問できるような面接の雰囲気は大切である。また，外来では，次の診察の時に必ずホームワークのフィードバックをすべきである。それによって，患者がどのような治療的体験をしたのかがわかると同時に，患者にホームワークの重要性を強く認識させることができる。

日常生活の中でどのような時が"治療場面"なのかを患者が即座に認識できるようになるとさらに治療は進みやすくなる[10]。それを手助けする手段としてセルフモニタリングがある。理想的には，モデル症例のように，不安になった状況，その時考えたこと，その後行ったこと，治療の成否，などを記録してもらう方法が効果的と思われるが，患者の能力や性格傾向などを考慮して，患者に合ったやり方を工夫することも必要である。

e) 今，何ができるかという観点

実際の臨床では，強迫症状のためにほとんど自力で生活できないような重症患者や治療への動機づけがなかなか得られない患者など，容易に曝露反応妨害法に導入できない患者も外来で診ざるを得ないことが多

い。その場合は，曝露反応妨害法にこだわらずに，いくらかでも患者の苦痛を緩和できるような手段はないかという観点が大切である。その際も，治療者は，「どのようになりたいか」，「どのようなことならできそうか」などを患者に尋ねることで，患者が治療に対して主体的になるように導くことを心がけることが肝要と思われる。

Ⅵ　おわりに

　外来の行動療法の実際を限られた字数で十分に説明するのは困難である。本章では，軽症の強迫性障害を，あまり長い時間を割けない外来医が行動療法を用いて治療することを念頭にして述べてみた。これから行動療法をやってみようと思う外来医がいくらかでも増えてほしいと願っている。

■文　献

1) Cottraux, J., Mollard, E., Marks, I.: Exposure therapy, fluvoxamine, or combination treatment in obsessive-compulsive disorder: one-year follow up. Psychiatry Research 49; 63-75, 1993.
2) Foa, E.B., Wilson, R.: Stop obsessing; How to overcome your obsessions and compulsions. Bantam, New York, 1991.
3) Foa, E.B.: Therapist Procedures for OCN Study（Unpublished）, 1993.
4) Foa, E.B., Liebowitz, M.R., Kozak, M.J. et al.: Randomized, placebo-controlled trial of exposure and ritual prevention, clomipramine, and their combination in the treatment of obsessive-compulsive disorder. Am J Psychiatry 162 (1); 151-161, 2005.
5) 飯倉康郎：強迫性障害の治療ガイド．二瓶社，大阪，1999.
6) 飯倉康郎：強迫性障害の入院治療．飯倉康郎編著：強迫性障害の行動療法．金剛出版，東京，pp132-175, 2005.
7) 飯倉康郎：強迫症状の治療と認知─行動療法の活用．精神療法 30 (6); 613-622, 2004.
8) 飯倉康郎，松岡洋夫：強迫性障害に対する行動療法の実際．明治製菓，

2005.
9) 飯倉康郎：強迫性障害臨床における行動療法と薬物治療の"連動（れんどう）". 精神療法 35（5）；584-591, 2009.
10) 飯倉康郎：曝露反応妨害法の治療場面について. 精神科臨床サービス 9（4）；521-525, 2009.
11) International OCD Foundation: Intensive treatment programs. http://www.ocfoundation.org/ITP.aspx
12) March, J.S.: OCD in children and adolescents; A Cognitive-Behavioral Treatment Manual. Guilford press, New York, 1998.
13) Marks, I.M., Lelliott, P., Basoglu, M. et al.: Clomipramine, Self-exposure and Therapist-aided Exposure for Obsessive-Compulsive Rituals. Brit J Psychiat 152; 522-534,1988.
14) Nakagawa, A., Isomura, K.: Randomized Controlled Trial (RCT) of Japanese Patients with OCD—The Effectiveness of Behavior Therapy and SSRI. World Congress of Behavioral and Cognitive Therapies 2004 Abstract; 90, 2004.
15) Nakatani, E., Nakagawa, A., Nakao, T. et al.: A randomized controlled trial of Japanese patients with obsessive-compulsive disorder—effectiveness of behavior therapy and fluvoxamine. Psychother Psychosom 74（5）；269-276, 2005.
16) 實松寛晋：強迫性障害の行動療法と薬物療法の RCT 効果研究. 精神療法 35（6）；729-737, 2009.
17) Steketee, G.: Obsessive-Compulsive disorder. In: (eds) Bellack, A.S., Hersen, M., Kazdin, A.E.: International Handbook of Behavior Modification and Therapy 2nd edition. Plenum, New York, 1990.
18) 山上敏子：強迫性障害の行動療法. OCD 研究会編：強迫性障害の研究（1）. 星和書店, 東京, pp83-95, 2000.
19) 山本理真子, 飯倉康郎, 宮川明美：強迫症状を主訴として入院した患者の入院理由と治療内容および治療効果とその後の受療状況に関する調査. 精神医学 48（4）；391-398, 2006.

（飯倉康郎）

第2部　OCDの治療：各論

第 10 章

認知療法

I　精神療法としての認知療法

　認知療法，あるいは，認知行動療法は，認知の修正による症状（不安障害では，中心となるのは，不安という感情の症状）の改善を目指す精神療法，心理療法である。一般的に，患者用のマニュアルのみを見るなどして，患者側からの観点で見ると，認知の修正，すなわち，変化のみが強調されている。しかし，認知の修正のような変化を成立させるためには，患者が治療者によって十分に理解されていると治療期間中を通じて感じていられ，治療同盟が維持されることが大前提である。治療者が，傾聴，共感，受容といった支持的精神療法の技法が根底にあることは，他の精神療法，心理療法と同様，重要な必須技術である。すなわち，「受容」と「変化」という，一見相反したテーゼとアンチテーゼを弁証法的に同時に行うことが，認知療法では重要なのである。初心者は，認知療法尺度の改訂版（Cognitive Therapy Scale Revised）[1]などを用いて，認知療法の精神療法的な側面を十分把握しながら，その習得に努めるようにしてほしい。

II 認知療法と行動療法の関係

　認知療法は認知の修正を目指す一方で，行動療法は行動の修正を目指す精神療法である。ただ，認知の修正は行動の修正につながるし，行動の修正は認知の修正につながることは，頻繁に見られるために，認知療法と行動療法の関係は，しばしばコインの裏表にたとえられる。また，認知行動療法という表現で，認知療法と行動療法の区別をしないということも多い。筆者は，認知行動療法として，区別をしない立場である。

　不安障害の行動療法は，曝露療法が中心となる。強迫性障害の行動療法は，曝露反応妨害法であるが，曝露療法の効果を高めるための技法である。不安を引き起こす事物や状況に自らをさらしていくことによって不安が下がっていくことを体験する曝露療法は，パニック障害，社交不安障害，強迫性障害，特定の恐怖症，広場恐怖，心的外傷後ストレス障害などの不安障害全般に共通に用いることができる。不安障害全般に使える，transdiagnostic approach である。不安には何もしないで，不安に直面して，不安をならすこと（habituation: 馴化）が一番だという十分な心理教育を行い，曝露療法を進めていく。このような，馴化に基づく曝露療法が行動療法の本質である。不安障害の認知行動療法という場合，行動療法，特に，曝露療法を中心技法としている。一方，不安障害の認知療法では，行動実験という呼び方で，曝露療法を含めている。ただし，行動実験は，認知についての仮説を，行動によって検証し，その結果によって認知の再構成を図る曝露である。すなわち，不安障害の行動実験は，曝露療法と同じことをするにしても，「不安は何かしないと下がらない，慣れることはない」という認知の歪みを，行動によって，「不安は何もしなければ下がっていく，慣れていく」という認知に修正していくという意味において，行動実験と呼ぶのである[3]。この行動実験をする際には，安全探求行動（safety seeking behaviors）をやめる

ことが重要である。曝露反応妨害法は，曝露療法をさらに効果的にするために，自分で不安を下げる一時しのぎのような強迫行為（儀式行為，すなわち，反応）を妨害する行動療法である。反応を妨害するということは，安全探求行動をやめることと同じである。すなわち，曝露療法に，安全探求行動をやめることを組み合わせたのが，曝露反応妨害法であり，曝露反応妨害法は，強迫性障害に特異的な治療法のように考えられているが，実際は，不安障害に共通の transdiagnostic approach なのである。もちろん，強迫性障害では，自分で不安を下げる一時しのぎのような強迫行為，儀式行為が顕著なために，反応妨害を行うことが必須になるわけである。

　ただし，曝露療法の基礎である動物実験での fear extinction（恐怖消去）の研究では，fear extinction は，1回でも成立しうる fear conditioning（恐怖条件づけ）のように強固なものではなく，恐怖記憶を消すというより，恐怖反応を抑制する安全という新しい記憶を形成するに過ぎないということがわかってきていて，文脈によっては，spontaneous recovery, renewal, reinstatement のような形で，容易に再発，再燃するという点に留意する必要がある。行動実験（曝露療法）による不安の低下を経験する一方で，認知の再構成に焦点をあてることが自然に起こりうる再発再燃の対処に必要である。

Ⅲ　認知療法における，強迫性障害の基本的な精神病理 "Inflated Responsibility"（図 10-1）

　それでは，他の不安障害とは異なる，強迫性障害の特異的な精神病理とは，何であろうか。認知療法では，各疾患において特有な病態モデルを検討することが治療の最初となる。Formulation（定式化），もっと広く，conceptualization（概念化）という言葉で呼ばれるが，その症例が，その疾患の病態モデルにどのように合致しているのかを十分に，治

114　第2部　OCDの治療：各論

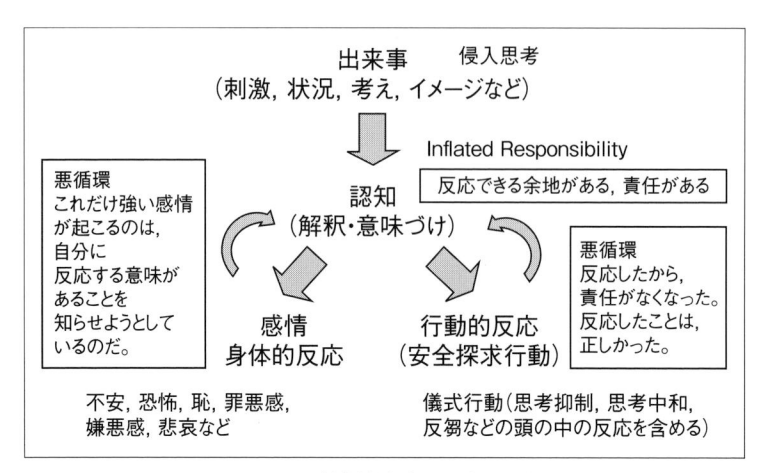

```
┌─────────────────────────────────────────────────────────┐
│                         出来事      侵入思考              │
│                    （刺激，状況，考え，イメージなど）       │
│                            ↓                             │
│                                  Inflated Responsibility │
│  悪循環            認知          ┌──────────────────┐     │
│  これだけ強い感情  （解釈・意味づけ）│反応できる余地がある，責任がある│
│  が起こるのは，    ↙    ↘        └──────────────────┘     │
│  自分に                          ┌──────────────────┐   │
│  反応する意味が                  │悪循環             │   │
│  あることを                      │反応したから，     │   │
│  知らせようとして  感情   行動的反応│責任がなくなった。 │   │
│  いるのだ。       身体的反応 （安全探求行動）│反応したことは， │   │
│                                  │正しかった。       │   │
│                                  └──────────────────┘   │
│  不安，恐怖，恥，罪悪感，  儀式行動（思考抑制，思考中和， │
│  嫌悪感，悲哀など         反芻などの頭の中の反応を含める）│
└─────────────────────────────────────────────────────────┘
```

図 10-1　強迫性障害の認知モデル

療者と患者との共同作業の中で，相互に理解しあうことが，個別の治療の最初となるのと同様である。

　たとえば，Clark, D.M. らによる研究で示されてきたように，パニック障害では，「身体感覚の破局的な誤解」が基本的な精神病理モデルであるし，社交不安障害では，「自己の社会的対象としての処理」が基本的な精神病理モデルである[2]。Salkovskis, P.M. によって，強迫性障害では，「Inflated Responsibility」が基本的な精神病理モデルとされている[3]。増大した責任という日本語訳があてられることが一般的であるが，この responsibility という英語は，新英和中辞典第6版（研究社）では，「1．責任，責務，義務，義理；2．責任となるもの，責任を負うべき対象，負担，重荷；3．信頼性，義務履行能力，支払い能力，返済能力，確実度」という日本語に訳される。特に，「自分が引き受けたり与えられたりした仕事や義務を遂行する責任」となっているので，「責任」と訳すのが一般的であろう。しかし，その responsibility という単語は，response（反応）という単語に -able がついた responsible の名詞形で，「反応が可能な」「反応できうる」「反応されうる」という意味

があることに注目してほしい。つまり，responsibility は，「責任」を含めた，より広い意味で，「反応が可能な状態」というように解釈したほうが理解しやすい。

　さて，認知療法では，物事に対する見方，考え方，意味づけの仕方，解釈の仕方が，その後に続く，感情や行動に大きな影響を与えるという立場にたっており，これにより formulation（定式化）を行っていく。強迫性障害では，きっかけとなる出来事は，「侵入思考」であることが多い。侵入思考とは，文字通り，頭の中に侵入してくる思考のことである。強迫性障害を持つ患者は，侵入思考が頭の中に浮かんできた時に，Inflated Responsibility でもって，意味づけ，解釈する。すなわち，健康な人に比べて，責任を大きく，わかりやすくいえば，「反応可能な状況」であると自動的に解釈するわけである。

　例をあげる。私たちは駅の公衆トイレで用を足した後に，水道で手を洗おうとして，蛇口をひねっても故障か何かで水が出てこない場合，「手を洗わなきゃ」という侵入思考が来ても，「反応不可能な状況」「責任が取れない状況」と自動的に解釈して，たいてい，そのまま手を洗わずに，その手でかばんを持ったり，電車の中で本を読んだり，吊皮をつかんだりし続けるわけである。「反応不可能な状況」と思うので，何か反応するのをあきらめてやめるわけである。しかし，まったく同じ状況で，「反応可能な状況」「責任が取れる状況」と自動的に解釈した場合，「手を洗わなきゃ」という侵入思考に反応しようとして，他の水道を探し続けたり，その手でかばんや本や吊革を触らないようにし続けるわけである。「反応可能な状況」にあると考える限り，何か反応しようと一生けん命に努力し続けるわけである。

　「たとえ」は患者の理解を深めるために役立つことが多いが，Inflated Responsibility というのは，9人でプレーする野球の1人の野手の守備範囲のたとえがわかりやすい。打者が打ったボールが飛んできたら，自分が補球すべき守備範囲はだいたい決まっているので，その範囲

に責任を持って守ればいい。ただし，初心者にありがちな経験だが〔初心者は，たいてい比較的ボールが飛んでくることが少ないライト（外野で右翼）のポジションをやることが多い〕，ライトを守っていても，投手へのフライ（ピッチャーフライ）が上がった時や，捕手へのフライ（キャッチャーフライ）が上がった時に，自分が取りに行かなければならないように感じて，不安になるのである。つまり，自分の守備範囲（反応可能な範囲，責任の範囲）がどのくらいかをよくつかめていないので，9人分全部，野球場全体を守備範囲のように感じて，いつも緊張しているのである。さらに，ピッチャーフライを，ライトから取りに行こうと全力で走って行ったりしていると，無駄な反応が多いので，へとへとに疲れてしまう。自分の責任の範囲を広げすぎてしまっていることが問題なのである。

このように，「反応可能な状況」「責任が取れる状況」にあると自動的に意味づけすることが，強迫性障害を持つ患者に，過剰な不安を引き起こし，意味がない無駄だとわかっていても反応をしなければいけない強迫行為，儀式行為で日常生活に多大な支障を引き起こすわけである。「反応可能な状況」であるという，解釈が間違っていることに気づかない限り，後悔の念や罪悪感といった感情もわき起こってくるので，「わかっているけれどやめられない」のである。

曝露反応妨害法は，前述したように，不安に立ち向かっていくことで馴化していくという行動療法であるが，不安の感情よりも，後悔や罪悪感が過剰に大きくて，強迫行為がやめられない強迫性障害の場合などは，曝露反応妨害法だけでは，うまく治療が進まずに，ドロップアウトしてしまう場合がある。一方で，認知療法ならば，最初から，患者の中にある感情を，不安にしろ，後悔にしろ，罪悪感にしろ，十分引き出し，同定し，その感情が，どのような意味づけによって，起こっているのかという，基本的な精神病理を，患者と共有する formulation を経てから，治療に入っていくので，ドロップアウトが少ないであろう。

不潔恐怖という言葉があるが，患者は不潔に対して，不安や恐怖があるのみならず，不潔が広がっていくのに対して「反応可能な状況」にあるのに，それに対して反応しないということがいやなのである。反応しないことは，すなわち「反応可能な状況」を逃したという意味づけなので，後悔，罪悪感，自己嫌悪に陥るので，そんな感情を抱くくらいならば，現実にはほとんど役にたたないにしても，後悔や罪悪感や自己嫌悪の念はおさまるので，反応したほうがましで，納得がいくというわけである。

　このように，Inflated Responsibility という認知の歪みの精神病理を知ることによって，なぜわかっているけれど強迫行為をやめられないのかという真の理解が治療者と患者の共同作業の中で見出される。なぜかわかれば，反応妨害をすることが容易になるし，無意識的にやっていた反応（強迫行為）も意識の上に見つけ出し，同定して，やめることができるようになるのである。曝露反応妨害法を説明して，理解してもらうだけでは，なぜ反応してしまうのかという精神病理の理解につながらないために，ドロップアウトしたり，不十分な治療にとどまって改善が見られなかったり，あるいは簡単に再発したりといった問題が起こる。しかし，Inflated Responsibility の理解に達した認知療法ならば，そのようなことがないのである。

　症例を一つあげてみよう。

　自分の家族が死ぬという考えが浮かんでくると，その時にやっていたことを，やり直さないといけないという強迫性障害の患者がいるとすると，もちろん，「自分の家族が死ぬ」という最悪の場合のシナリオのテープを作って，MP3 プレイヤーなどで繰り返し聞くという曝露療法があり，それに対して，やり直しをしないという反応妨害法が，曝露反応妨害として，共同作業の中で，設定できるであろう。不安にはなれることができるという馴化を基礎にした曝露療法である。認知療法では，同じ曝露反応妨害法を行っていても，不安になれるという馴化だけでな

く，むしろ，中心的な課題は，Inflated Responsibility に対する変化をもたらすことである。この患者は，自分の家族が死ぬというように浮かんできた考え（侵入思考）に対して，「反応可能」であり，この考えを自分で何とかしなければいけないと解釈するのである。考えに対して，「反応可能」という誤った解釈の一つが，自分の考えぐらい自分で考えないようにすることぐらいできるべきだという「思考のコントロール（thought control）」（考えはコントロールできる，考えはコントロールしなければいけない）という認知の歪みである。人は自分の考えていることくらい自分でコントロールできるものだという誰でも持つような誤解が存在するのである。しかし，Wegner ら（1987）による "White Bear" のような，思考抑制実験を行うとわかるように，浮かんでくる考え（侵入思考）は抑制できない，コントロールできないのが正常である。しかし，「浮かんでくる考えまでもコントロールできる，コントロールしなければいけない（thought control）」という思い込みに立脚していると，侵入思考に「反応可能」だと思って，思考抑制（症例では，家族が死ぬという考えが浮かんできたら，けっして死ぬことはないと打ち消したり，考えを抑えようとしたり，考えを無視しようとすること）や思考中和（症例では，家族が死ぬという考えが浮かんできたら，長生きできる幸運のお守りを思い浮かべるようにする）のような，頭の中の儀式行動を行うのであり，その場では，一時的に不安を下げることができたように感じるので，この一時的な小さな報酬，達成感のために，長期的にはほとんど無意味とわかっていても，思考抑制や思考中和をやめられないようになってしまうのである。このあたりは，ギャンブル依存や覚せい剤依存と同じで，ちょっとした一時的な報酬や達成感が非常に大きなメリットととらえられるので，長期的なデメリットが見えなくなってしまい，わかってはいるけれどやめられない状態が続くのである。

　ここで重要な点は，侵入思考のように自然に浮かんでくる受動的なも

- 脅威の過大評価（頻度，確率）
- 不確実性への不耐性
- 責任
- 思考と現実の混同，思考の過大重視
- 思考のコントロール
- 感情の理屈づけ

図10-2　Inflated Responsibility：侵入思考への誤まった解釈（意味づけ）

のと，自分で積極的に行う頭の中の儀式行動や反芻（rumination: 同じことを繰り返し考えること）のような能動的なものを区別することである。自然に浮かんでくる侵入思考は反応できないとそのまま放置する（曝露する）ようにしておいて，自分で頭の中で行っている思考抑制，思考中和，反芻のような儀式行為は，安全探求行動なので，やらない（反応を妨害する）ようにするわけである。このような行動実験で，侵入思考に対して，自分でできることはない，反応することはできない，それが普通というように，侵入思考に対して何もせずに放置していくような姿勢を身につけてもらっていくわけである。

　Responsibility の他のあらわれとして，浮かんできた侵入思考をそのまま放置しておくと現実になるという誤った解釈がある（図10-2）。Thought-Action Fusion（TAF）「思考と現実の混同」と呼ばれるものである。たとえば，日本では，「四」は「死」を意味するために，不吉な数字とされている。普段の生活では，マンションやアパートの四号室に住んでいても，駅のプラットホームの四番線から電車に乗ろうと，あまり気にならないものだが，現実には，先端医療が行われている大学病院でさえ，病室に四号室は存在しないことをご存じだろうか。病気の治療で悩む状態で，四号室にいると，「四」は「死」を意味するということが非常に大きく意味を持って，本当に死んでしまうというように，

「思考と現実の混同」は，我々の日常生活に入り込んでいる。つまり，浮かんできた侵入思考を放置することは，強い不安がある状況では，非常に難しいことであることを，患者と共有して，それはもっともだが，治療としては，「思考と現実の混同」に気づいたら，思考は思考，現実は現実と別々に考えることもできることを身につけるべきなのである。このように，responsibility を広げてしまうのは，強い不安がある場面では，正常なことというように，共感と理解を示して，normalization をしながら，認知の修正をしていくことが重要である。症例では，家族が死ぬと頭に浮かぶと，強い不安がいっしょにあるので，今まさに現実に家族が死ぬことが起こると認知されてしまうのである。

Responsibility の別の表れとして，不確実性への不耐性というものもある。これは，ほんの少しでも，たとえ 0.001％ でも，反応できる可能性があるならば，やっておこうというものである。できる対策は，どんな小さな効果であっても，全部やって，万全を期しておきたい，万全でなければ意味がない，そのような，完璧主義的，all or nothing の二分思考的な表現が Inflated Responsibility「膨らみすぎた責任」の別の形である。症例では，家族が死ぬことを防ぐために，自分に何かできることがあるのであれば，どんなわずかな可能性であろうとも，ともかくなんでもやっておきたいという考え（認知）であり，それが，やっていることを繰り返し行うという儀式となる。わらにもすがる思いという言葉があるが，Inflated Responsibility，すなわち，責任（反応可能性）を過剰に大きくとらえる解釈をしてしまうと，もしも，わらにすがらなかったら，自分の責任が非常に重くて，その責任の重さに耐えきれないと感じるので，必死にわらにすがろうとするのである。家族が死ぬことを防ぐために，自分にできることは，（野球選手の守備範囲のように）非常に限定されていて，あとはどうしようもできない，わらにすがってもしかたがないという認知の修正が必要なのである。よかれと思ってやっている儀式行為（症例では，動作をやり直す）が，実は，その儀式行為を

やったから，家族が死ななかったのだという「わらにすがることには意味がある」という誤った解釈に正当性を与えてしまう悪循環になってしまっていることにも注目してほしい。この悪循環から抜け出すために，「家族が死ぬ」というテープを繰り返し聞いて，あらゆる安全探求行動をやめて，家族が死ななかったという実験をする必要があるわけだが，この時に，患者には，自分の責任（反応可能性）についての仮説を検証してもらうのである。自分には，「家族が死ぬ」ことに対して，責任がとれる，わずかでも反応できることがあるという信念にチャレンジしてもらうわけである。

IV 悪循環を同定し，悪循環を断ち切ることで，変化を助ける

　認知療法では，Inflated Responsibility，すなわち，責任（反応可能性）を過剰に大きくとらえる認知（解釈）を同定し，その誤った認知が，不安や重圧感，後悔の念，罪悪感などの感情を大きくしてしまうのだが，それだけ大きくなった感情はきっと何か意味があると解釈（感情の意味づけ）をして，さらに，自分の責任（反応可能性）を過剰に大きくとらえる認知が強くなるという悪循環が存在する。また，責任（反応可能性）を過剰に大きくとらえる認知（解釈）が，行動として，たとえ，非常にわずかな可能性でもあるのならば，それには反応すべきだからと，安全探求行動（儀式行動）をしてしまうわけで，安全探求行動（儀式行動）をすることで，自分の責任（反応可能性）の範囲をますます大きく広げていく悪循環が存在する。この悪循環に患者に気づいてもらい，認知を変えることができれば，行動も変わり，感情も変わる。たとえ，再発しそうになっても，この悪循環を同定し，それを断ち切るように考え方を変えるようにすれば，再発防止につながるわけである。

　最後に，英国ロンドンの精神医学研究所の Paul M. Salkovskis 教授の

強迫性障害の認知療法の開発の業績をたたえて，本稿を終える。

■文　献

1) Blackburn, I.M., James, I.A., Milne D.L. et al.: The Revised Cognitive Therapy Scale (CTS-R): Psychometric Properties. Behav Cogn Psychother 29; 431-446, 2001.
2) Clark, D.M., Fairburn, C.G. 編集，伊豫雅臣監訳：認知行動療法の科学と実践．星和書店, 東京, 2003.
3) Salkovskis, P.M., Hackmann, A., Wells, A. et al.: Belief disconfirmation versus habituation approaches to situational exposure in panic disorder with agoraphobia: A pilot study. Behav Res Ther 45 (5); 877-885, 2007.

〔清水栄司〕

第2部 OCDの治療：各論

第11章

入院治療
―その適用や内容，注意点について―

I　はじめに

　強迫性障害（OCD）の治療は，選択的セロトニン再取り込み阻害薬（SSRI）などの薬物療法や認知行動療法（CBT），さらには両者の併用療法を，外来通院の中で行うことが原則である。しかし，これらの定型的治療に抵抗性であったり，症状により通院自体が困難であったりする場合も少なくない。特に長期にわたり，患者・家族・治療者とも治療効果が実感できずにいれば，諦めや不信，そして心身の疲弊が重なり，治療関係自体が破綻してしまう結果に終わることもあるため，新たな選択肢として，入院治療を検討する必要性も生じる。本章では，まず入院治療に関する内外の報告を簡潔に概観し，当科におけるその位置づけや，適用基準，プログラムの具体的内容，注意点などを述べ，症例を提示したい。

II　OCDにおける入院治療

　欧米において，入院治療に関する報告は多くない。これには，外来治療との比較試験で，その有意な有効性のエビデンスが示されていないことに加え，医療保険制度など，社会的背景の相違も考慮すべきである。一方，従来の報告を要約すれば，以下のようなケースで入院治療の適用が検討されている[2,8]。まず，(1) 身体的危機に治療介入を要する場合であるが，これには，抑うつを併発し希死念慮を認める，強迫症状により食事や睡眠などに支障を来たし，身体状態が悪化している，重大な身体的合併症を伴う，などの場合が該当する。さらに，clomipramineの静注投与など，身体的リスクを伴い，十分な身体管理を要する治療を行う際や，患者の頻繁な暴力により家族に危険が及んでいる場合なども含まれる。次に，(2) 強迫症状による日常生活上の支障が著しく，強迫性緩慢を伴ったりして，外来治療の成立自体が困難な場合である。中には，家庭環境の問題から，CBTなどの遂行が難しいこともある。また不良で膠着した家族関係が，治療抵抗性の背景にあれば，入院により一旦距離をとるなどの環境調整が，症状軽減を促すこともある[3,10]。最後に，(3) 外来治療がうまくいかない場合である。このような患者では，時に自宅における汚染恐怖や確認の衝動が，あまりに強烈で広範に及び収拾がつかず，入院による治療環境の調整や構造化が，より安心感や冷静さを高め，治療的進展をもたらすことがある。しかしこの場合，自宅での応用を意識させ，治療に反映させる必要があり，外出・外泊の重視や，自宅での嫌悪対象の院内持ち込みなど，CBTにおける工夫が重要となる。さらには，飯倉による第9章「外来における行動療法の概略と実際」の表9-1に示されているように，入院はより構造的で支持的環境であり，外来と比べよりインテンシブな治療，例えば，看護師のサポート，指導下でのCBTや，認知療法的介入が容易となる[1-3,6,8]。この

点，例えば吉田ら[13]も，Schwartzの四段階方式に基づくCBTを標準化した入院治療プログラムを提唱しており，その有効性を報告している[12]。また特に，神経質性格，あるいは強迫パーソナリティのOCD患者に対して，入院森田療法が有効とされている[4,7]。一方，患者自身が目標を設定し，自らの意思で嫌悪刺激に曝露して反応防止に努めるといった，患者主体で行う入院CBTの有効性も報告されている[11]。

Ⅲ 当科での入院治療

1. 入院治療の目的やその適用

では我々が行っている入院治療プログラムの概要を紹介したい。この特徴は入院の環境や構造を，それへの順応を通して行動変容に応用する点が特徴であり，OCDの専門家以外にも馴染みやすく，適用しやすいといった簡便性や実用性を目指したものである。

まずはOCDの入院治療について，外来治療と連続的であり，外来での修正が困難で，頑なに習慣化されたOCDの病的構造を，打ち崩す機会を提供するもの，と位置づけている。すなわち，患者本人やその家族を束縛し，著しい機能的問題を持続させてきた生活環境全般に及ぶとらわれ，強迫行為や儀式，回避の習慣などを，劇的な環境変化や構造化を通じ，変容させることを目的とする。このため，原則的には，OCDに関わる手順や習慣を入院に可能な限り持ち込まず（入浴や手洗い方法など），回避せず（トイレの共有など），入院中に生じる曝露状況でも反応を最小化して，病院の生活リズムやルールに従うことを優先させる（入浴や消灯時間を守るなど）。また共同生活として，他の入院患者への配慮（長時間入浴や，洗面所を独占して迷惑をかけないなど）も必要である。入院後も，家族など周囲の巻き込みが存続すれば，面会や電話制限を検討し，医療スタッフの対応も一貫させる。このように，家族の疲労や健康状態に配慮することも重要であり，疲弊した家族に休養を促し，

心身の健康を回復させ，病気の見方や患者の支援法を修正するといった意味も含まれる。

当科での入院適用は，(1) 治療意志はあるが，受診自体が困難に陥っている場合（強迫性緩慢など），(2) 薬物抵抗性や副作用，ないし身体合併症などを認め，より慎重な対応を要する場合，(3) 併存する抑うつや不安状態が高度で，日常生活に著しい支障が生じている場合，(4) 症状が日常の生活環境に密接し，広範に，あるいは全般に拡散していて，症状コントロールやCBTの適用が困難な場合，(5) 強迫症状への巻き込み，暴力などにより家族の疲弊が著しい場合などである[4,6]。通常は，患者自身がこのような状態についての問題意識を有し，入院治療の方針やルールなどを了解した上で，入院意志，及び十分な治療的動機づけを示すことが前提となる。さらには，入院を通じ自分がどのように変わりたいか，退院後どうしたいか（アルバイト，復学など）など，入院治療の目的が具体的で明確であるほど，CBTなどの治療内容や退院時期を決めやすく，動機づけを維持しやすい。

2. 当科入院治療の標準的プログラム

次に当科での入院治療プログラムを示すが，当然各施設の事情や患者の状態により，柔軟な変更や調整を要する[4]（**表 11-1**）。当科では通常，閉鎖病棟による任意入院で，可能な限り総室を用い，当初個室を要する場合でも，いずれ総室への移動を図る。

a）初期（〜1カ月）

病棟の環境に慣れ，それに可能な限り順応することを主な目標とする。まずは，強迫症状に関する行動分析・身体的検査・心理学的検査などによる多角的情報収集や病棟生活全般について取り決めを行う。そしてこの間の行動観察により問題点を明確化すると同時に，SSRIなどOCDを対象とした主要な薬物の調整，さらに抑うつや不安のコント

表11-1　当科の入院治療プログラム（期間や内容は，患者により適宜調整）

I．入院初期（休養と病棟内適応，ルール設定，薬物調整）
第1, 2週　　病棟への適応，身体的，心理的検査，行動分析など多角的情報収集
　　　　　　病棟生活でのルールの取り決め（入浴時間や手洗いなど）
　　　　　　SSRIを中心とした薬物の開始・調整
　　　　　　不安や抑うつが高度であれば，これを対象とした薬物の併用

第3, 4週　　病棟生活全般の観察による適応状態・問題点の把握や指導，修正
　　　　　　SSRIなどの主要薬物を最大量まで漸増
　　　　　　不安や抑うつなどを対象とした補助的薬物の漸減・中止

II．入院中期（CBTへの導入と院内実践）
第5〜8週　　SSRIなどの主要な薬物の確定
　　　　　　十分な洞察や動機づけなどの確認，病棟内でのCBTを開始
　　　　　　病棟での症状コントロールや生活改善を目標に不安階層表を作成
　　　　　　段階的課題設定，適宜助言や支援（保証は1回のみ可）
　　　　　　セルフ・モニタリング，話し合いによる修正，対処法の検討
　　　　　　順次院内外出などを開始，CBTの対象範囲を徐々に拡大

III．入院後期（外泊トレーニングと退院に向けた調整）
第9〜12週　外出や外泊トレーニングを開始，自宅での課題設定
　　　　　　入院前の嫌悪対象に曝露した場合の状態の確認（症状・回避など）
　　　　　　家族への影響や協力体制，日常生活能力などの評価・指導
　　　　　　患者の意思や状態，家族の受け入れ状況の把握，退院後の目標設定
　　　　　　退院時期の決定，外来治療に継続する準備

ロール，および休養を図るための薬物療法を併用する．

b）中期（1〜2カ月）

　患者の安定や十分な動機づけが確認されれば，CBTに導入し院内実践を進めていく．当初CBTの対象とする症状は病棟内で生じており，回避（トイレの共有など），あるいは自制できず繰り返し（手洗いなど），障害を来たしているものとし，これらを話し合いの中で明確化して不安階層表を作成した後，主に曝露反応妨害法によるCBTを開始する．そして順次課題を設定し，対象を段階的に病棟外にも拡大しつつ，

病院内での適応レベル向上を目指す。一方，強迫性緩慢が著しい場合などでは，他の技法によるCBT，例えば，患者が儀式的日常動作（歯磨きや髭剃り，着替えなど）を完了するまでの時間を計測，そこから，各行動の目標時間を設定し，徐々にその短縮を図る（ペーシング）などの適用を検討する[5]。

c）後期（2カ月〜退院）

外泊トレーニングと退院準備を主な目的とする。特に，入院による治療効果を退院後の生活環境に維持させる点を重視し，毎回課題を設定しつつ外泊練習をできるだけ繰り返す。そして退院後の環境および家族内調整なども並行させ，徐々に外来治療への移行を図り，退院時期を決定する。

3. 具体例とまとめ

次に具体例を提示するが，個人情報保護の観点から，主旨に影響のない程度の変更を加えている。

a）症例1：汚染－洗浄

31歳女性，主婦。結婚後より（25歳時），汚れに対し過敏となり，過度の手洗いや入浴を始め，小さな汚れやシミにも反応し，家中の壁に水をかけて洗い続けるなど著明な洗浄行為に至った。26歳より近医にて薬物療法を開始したが，十分な改善が得られず1年足らずで中断。31歳時に当科に紹介され，外来治療を開始した。初診時には，極度の汚染恐怖と洗浄強迫が中心で，特に入浴には数時間を要し，回避的になっていた。症状の不合理性の洞察については，「おかしいことをしているのはわかっているが，自分では止められない」と比較的良好であった。約6カ月間の外来治療の中で，SSRIやその他の薬物療法を試みたが改善が得られず，CBTへの導入も勧めたが，不安が強く困難であった。ま

た自宅では，子どもや母親に，自分の決めた通りの行動を要求するなどの巻き込みを認め，家族が本人の要求に従わない時は暴力行為に及ぶこともあった。このように，外来治療で十分な改善が得られず，巻き込み症状により家族全体が疲弊し，日常生活上の支障が著しいために，入院治療の目標や内容，ルールなどを説明し，本人の治療意志を確認した上で入院とした。自宅では身の回りのこと全般を，母親に手伝ってもらっていたが，入院を契機に，独力で病棟生活を成り立たせるように枠組みを設定した。当初は入浴時間のルールを破るなど，適応に難渋していたが，徐々にルール遵守が可能となり，入院後約3週間で，スタッフの手助けなしに独力で病棟生活ができるようになった。その頃，行動分析を行い，不安階層表を作成，これに基づきCBTを開始し，病棟内での行動変容に加え，自宅での汚染恐怖の対象を病院に持ち込み，曝露や反応妨害を試みた。そして最後まで制御が困難であった手洗いの回数制限を課題とし，段階的に進めた。入院後3カ月で不要な手洗いを1日5回以内に制御できるようになり，巻き込みを認めないなど外泊訓練の経過も順調であったために退院となった。退院後も引き続きCBTを継続し，最近ではアルバイトを始めるなど，社会生活に支障のない程度まで症状の改善が得られた。

b）症例2：確認

44歳女性，主婦。36歳頃より何度もお金を数えたり，気の済むまで長時間，家中を拭き続けたりするなどの強迫行為が出現し，近医にて通院治療を受けるが，十分な改善が得られず多数の医療機関を転々とし，43歳時当科初診。外来通院治療を開始した。約1年間外来にてSSRIなどによる薬物療法を試みたが，「施錠やガス栓などが気になり，確認を繰り返すものの，怖くて外出できない」など，不安亢進や回避が著しく，定期的な通院自体が困難なため，内服が断続的となっていた。自宅でも，常に緊張し，些細なことにとらわれ，確認行為に追い立てられる

状態で，著しく疲弊し抑うつ的であり，家事が思うようにできないことで，強い不安焦燥を呈していた．このため，入院治療が適当と判断し，その必要性や内容，ルールなどを説明して，本人の意志を確認し入院となった．

入院後，まずは十分な休養をとるため，SSRI（fluvoxamine 200mg/日）に加えて，鎮静目的の抗精神病薬（levomepromazine 100mg）を処方し，不安や抑うつ状態の改善を図った．約2週間で，levomepromazine を中止，SSRI 単剤に抵抗性と判断されたために，olanzapine を併用し 5mg/日まで漸増した．1ヵ月後には大幅な抑うつの改善を認め，スタッフの手助けなく，日常生活を自立的に行えるようになり，治療意欲の向上を認めた．そこで行動分析を行い，現存する強迫症状を整理し，まずは病棟内を対象に不安階層表を作成して CBT を開始，日常生活動作をスムーズに行えるよう課題を進めていった．3ヵ月後には日常動作への不安・緊張感はほぼ消失し，確認の衝動に駆られる対象や状況，繰り返し動作も著明に減少，数度の外泊訓練を経て退院に至った．外来治療でも CBT を継続し，自宅での治療効果の維持が可能であった．

c）症例3：正確性・対称性－繰り返される儀式行為

38歳男性．大学卒業後，エンジニアとして就職．31歳頃より確認や，日常生活全般にわたり，繰り返される儀式行為が著明となり，例えば，スリッパをきちんと対称的に並べる行為を繰り返し，2時間トイレから出られないことなどが頻繁に見られた．当初，近医において治療開始，SSRI により一旦症状は軽快した．しかし36歳時より，再び正確性や対称性の追求から，確認や儀式行為が増悪，出社に長時間を要し，仕事にも重大な支障を来たして休職．38歳時，当科初診となり外来治療の中で薬物療法を開始した．しかし症状の改善は得られず，強迫性緩慢のため生活動作全般に時間がかかり，入浴や排泄，歯磨きなど日常動作

も十分にできず，1日中臥床し，日常生活に著しい困難を認めた。このため，本人の意志を確認した上で入院治療を開始した。

　当初の約1カ月間は薬物調整や休養，行動分析にあて，この間に日常生活の時間割である日課表を作成した。薬物はSSRI（paroxetine 50mg/日）にquetiapine 75mg/日を併用し，これで徐々に不安の軽減やCBTに対する治療意欲の向上を認めた。このため，入院2カ月目から，歯磨きなど各動作に時間を設定し，日課表に則して日常生活を行うという課題を設定，病棟内でのCBTを開始した。徐々に生活動作もスムーズになり，病棟内での適応も向上し，不安の改善を認めた。3カ月後には入浴・トイレとも30分以内でできるようになり，自宅でも，同程度に制御できることなどを確認して退院。外来通院を継続しつつ，職場復帰の準備を進めている。

　ここで提示した3症例はいずれも，入院前には外来治療が難渋，あるいは通院自体が困難な状況に陥っていたが，入院を契機に，それまで日常生活動作や生活環境全般に密接し，頑なであったとらわれや儀式行為，巻き込みなど強迫的ルールに変容が図られ，入院構造の中で学習した，新たな思考や行動パターンの習慣化が徐々に進められた。これを退院後も，CBTの課題に反映させることで，効果の維持が可能であった。このような入院治療の有効性を高める上では，症状や治療に関する心理教育，詳細な行動分析に基づいた適切な枠組み，ないし課題設定，自宅への継続や再発予防を重視したプログラムなど，治療者側の工夫や支援に加え，患者自身が入院治療について十分な理解や意志を有し，当初から可能な限り入院生活に順応，そして自宅に応用する意識を持つことが重要であったことを，再度強調したい。さらには，看護師などコ・メディカルによるサポートも，入院治療では重要な意味を持つ[2,3,8,9]。
表11-2にその役割を要約するが，生活支援のみならず，例えば症例3のように，ペーシングや儀式短縮化訓練などのCBT技法を施行する場

表11-2 当科入院治療における看護スタッフの役割

1) 共同の治療者として，主治医と患者との取り決め，症状や状態，治療の目標や内容，方針，起こり得る問題点と対処法などについて，主治医と情報を共有する。

2) 保証の要求など巻き込み症状に関しては，主治医との話し合いで，1日の許容回数，時間帯，やり方などを決め，全体で統一する。

3) OCD症状により生じる問題と，患者の性格により生じる問題を区別し，前者には受容的に，後者には枠組みの中で治療的に接していく。陰性感情は主治医に相談する。

4) 同時期に複数のOCD患者が入院している場合，相互に及ぼす影響を注意する。

5) 強迫症状や巻き込みによる他患者への影響に注意し，問題点は主治医に報告して対策を相談する。

6) 症状の変化を，生活や外出，レクリエーションなどの中で評価する。

7) CBTの課題を共有，理解し，回避防止や曝露を促すなど，その実行に協力すると共に，その際の不安を支持する。

8) 家族の対応，例えば面会や電話などにおいて問題があれば主治医に伝える。

9) 監視よりは見守りであり，細かい契約違反に神経質にならない。

合，看護師が時間を測定し，予め設定した時間が近づけば，合図することも有用である。また飯倉が第9章「外来における行動療法の概略と実際」で指摘しているが，治療者や看護師が，CBTの治療課題について即応的にフィードバックし，強化・修正できることも，外来と比較した場合の入院治療の利点である[3]。しかしこのような支援も，治療の全体的枠組みに従うことが原則であり，スタッフ全体の理解や対応の共有，一貫性を心がけ，依存などの問題や矛盾が生じれば，主治医を交えた話し合いにより，修正や周知徹底を図っていく必要がある。

一方このような治療プログラムには，以下のようなメリットやデメリットがあるものと考えられる。

メリット
　①外来治療の段階で，入院治療の概要を説明し，入浴，トイレなど最低限守るべきルールを設定，動機づけを高め，入院の目標を明確化しており，導入がスムーズで，問題点に修正を加えやすい。
　②入院生活への順応を当初の目標とし，病棟内ルールの遵守や自主性を重視しており，医療者側の介入や援助を一貫しやすく無理が少ない。
　③比較的単純で共有しやすい治療プログラムであり OCD に不慣れな医師やコ・メディカルも参加しやすい。
　④例外や優遇を最小化することで OCD に対する陰性感情や特別視を防ぎやすい。

デメリット
　①外来治療の中で，入院への同意や内容の理解，生活上のルール設定，動機づけを図るなど，導入までの準備に時間がかかり，緊急時には即応性に欠ける。
　②入院適用とする条件や当初の目標水準が高く，治療意志はあるが躊躇する場合，あるいは引きこもりを伴う重症例などには，適用が難しい可能性がある。
　③ルール違反や巻き込みといった問題行動，症状による院内不適応，他者への迷惑行為などに，周囲の過剰反応が生じやすい。
　④入院の治療効果が，環境依存的な場合があり，外泊や退院に抵抗したり，再燃したりするなど，自宅に適応できないことがある。
　すなわち患者や家族には，入院＝治癒といった過信的イメージを認めることがしばしばある。このため，入院により症状が改善しても，退院後に元の環境に戻れば再燃する場合があることを，予め説明する必要が

あり，裏返せば，この対策や克服，そして患者の意識こそが，入院治療の最も肝要な点となる。

IV おわりに

　以上，OCDの入院治療について，従来の報告を概観すると共に，当院のプログラムを一つのモデルとして提示し，その適用や内容，注意点などを述べた。現在のところ，外来治療に比し，入院治療の有意な有効性は，十分には示されていない。しかしそれには，この対象者が，全般的により重症で，難治な傾向を示すというバイアスも関連する[1,8]。実際，入院環境自体は，より構造的で支持的であり，少なくとも一部のOCD患者には，難渋し停滞した治療状況を打開する大きな転機となることも事実であろう。この適用や治療法は，個々の重症度，環境，状態など，様々な要素を勘案し，検討すべきである。さらに病棟の特性やCBTの習熟度など，治療者側の事情にもよる。一方，外来治療との連携や連続性，さらに専門性を問わず適用しやすいという実用性にも配慮した治療プログラムの開発や実践，標準化の試みは，OCDにおける入院治療の臨床的意義をより確かにするものであり，我々臨床医の治療手段や，対処しうる対象の幅を拡大し，ひいては患者やその家族に多大なメリットをもたらすものとして，今後も重要となろう。

■文　献
1) Calvocoressi, L., McDougle, C.I., Wasylink, S. et al.: Inpatient treatment of patients with severe obsessive-compulsive disorder. Hosp Community Psychiatry 44; 1150-1154, 1993.
2) Drummond, L.M.: The treatment of severe, chronic, resistant obsessive-compulsive disorder; an evaluation of an in-patient programme using behavioural psychotherapy in combination with other treatments. Br J

Psychiaty 163; 223-229, 1993.
3) 飯倉康郎：強迫性障害の入院治療．飯倉康郎編著：強迫性障害の行動療法．金剛出版, 東京, pp132-175, 2005.
4) 川上正憲，中村敬：入院の診立て・判断 強迫性障害の場合．精神科治療学 24; 455-460, 2009.
5) Marks, I.M., Hodgson, R., Rachman, S.: Treatment of chronic obsessive-compulsive neurosis by in vivo exposure. Br J Psychiatry 127; 349-364, 1975.
6) 松井徳造，松永寿人，切池信夫ほか：重症の強迫性障害患者に対する入院治療について．精神科治療学 15; 77-84, 2000.
7) 中村敬，舘野歩：強迫性障害の森田療法：入院および外来治療の実際．精神科治療学 22; 685-691, 2007.
8) Pollard, C.A.: Inpatient treatment of refractory obsessive-compulsive disorder. In: (eds) Goodman, W.K., Rudorfer, M.V., Maser, J.D.: Obsessive-compulsive disorder; contemporary issues in treatment. Lawrence Erlbaum Associates, Mahwah, N.J., pp223-231, 2000.
9) Pollard, C.A., Merkel, W.T., Obermeier, H.J.: Inpatient behavior therapy: the St. Louis university model. J Behav Ther Exp Psychiat 17; 233-243, 1986.
10) 砂原千穂，鷲野千秋，西田寿美ほか：児童・思春期における強迫性障害―入院治療を通じて―．OCD研究会編：強迫性障害の研究（5）．星和書店, 東京, pp57-64, 2004.
11) Thornicroft, G., Colson, L., Marks, I.: An in-patent behavioral psychotherapy unit description and audit. Br J Psychiatry 158; 362-367, 1991.
12) 依田典子，吉田卓史，多賀千明ほか：OCD入院治療プログラム導入前後の治療成績の比較．OCD研究会編：強迫性障害の研究（5）．星和書店, 東京, pp47-50, 2004.
13) 吉田卓史，太田純，清元泰子ほか：強迫性障害患者に対する四段階方式の認知行動療法（Schwarz）―症例を通して―．臨床精神医学 31; 851-858, 2002.

（林田和久・松永寿人）

第 2 部　OCD の治療：各論

第 12 章

児童・青年期

I　はじめに

　強迫性障害（OCD）は子どもでは少ないとかつてはされていたが，現在では 1 〜 2% 程度の頻度があると考えられるようになっている[10]。OCD の発症年齢は 10 歳前後と 21 歳前後に 2 つのピークを持ち，過半数が 18 歳以下で発症するとされる。また，11 歳から 32 歳まで出生コホート調査を追跡したところ，11 歳時の強迫症状は成人での OCD の診断の危険性を強く予測していたという[6]。それにもかかわらず，成人になって初めて診断を受けることもしばしばあり，子どもが OCD になるという認識の浸透がいまだ不十分であったり，子どもでも強迫症状を奇異に思って隠そうと努めたりすることが関連すると思われる。
　児童・青年期 OCD と言っても全く均一というわけではない。OCD の発症年齢について併発症のパターンなどから検討すると 10 歳と 17 歳とが境目になる可能性が示唆されており，10 歳以下を早発，18 歳以上を遅発とする提案もある[4,5]。本稿では比較的低い年齢に重点を置きつつ 18 歳くらいまでを目安に述べることとする。

II 児童・青年期OCDの特徴

　児童・青年期OCDで頻度の高い強迫症状としては，汚染の恐怖及び儀式的な洗浄，反復する確認行為が挙げられており，成人の場合と大差はない[2]。児童・青年期OCDの特徴としては，強迫行為が強迫観念よりも出現しやすいこと，自我違和的であるとは限らないこと，親をはじめとする他者を症状に巻き込む傾向にあることが挙げられる[20]。

　児童・青年期OCDについて男性が多いこと，チック障害，注意欠如・多動性障害（ADHD），単一恐怖，広場恐怖，うつ病などの併発が多いことが指摘されている。チック障害とうつ病の併発について発症年齢と罹病期間を組み合わせて検討すると，うつ病は罹病期間の長さにより関連している可能性がある[11]。チック障害の中でも運動チックと音声チックの両方を有する慢性チック障害のトゥレット症候群は約30%がOCDを併発し，50%以上が強迫症状を有する。一方，児童・青年期OCDの60%が何らかのチック障害を伴っており，トゥレット症候群に限っても15%との報告もある。

　このように児童・青年期OCDの過半数がチック関連OCD（tic-related OCD）であるために，発症年齢とチックのどちらがより臨床特徴と密接に関連するか分かりにくいことがある。そこで，発症年齢が10歳以下の児童・青年期OCDについてみると，男性が多く，強迫症状の家族歴が高率であり，Dimensional Yale-Brown Obsessive Compulsive Scale（DY-BOCS）で攻撃性及びその他のディメンジョンの得点が高かったが，チック障害を伴わない患者に限るとDY-BOCSの総得点及び汚染のディメンジョンの得点が高かったという[5]。

　反復行動や興味の偏りを三主徴の一つとする自閉症圏障害とOCDとの関連も興味深い。自閉症圏障害の反復行動に対するcitalopramの有効性が確認できなかったとの報告があり[14]，強迫症状様行動であって

も生物学的基盤に相違があることがうかがわれる。一方,児童・青年期OCDで自閉症状/症候群質問紙を用いて調べたところ,自閉症圏障害を併発した場合に当然ながら自閉傾向得点が最高であったが,チック障害やADHDを併発した場合,さらには併発症のないOCDであっても標準データより有意に自閉傾向得点が高かったという[8]。

Ⅲ 評　価

そもそも定型発達の過程で幼児期から小学校の中学年くらいまでは儀式的な行動は珍しくない[1]。OCDの診断にあたって出現する状況,頻度,苦痛や生活の障害などの観点からそれらと鑑別するが,同時に,連続性の検討も望まれる。

先述したように強迫症状は児童・青年期で少なくないにもかかわらず見逃されがちである。主訴が他の症状であっても,主だった強迫症状について具体例を挙げて尋ねることが望まれる。強迫症状は恥ずかしいことではなくて病院で相談できることだと子どもが感じられるようにしたい。

強迫症状が確認されれば,児童・青年期でもDSM-IV-TRやICD-10の診断基準を満たすかを検討する。同時に,児童・青年期には強迫症状も含めた反復行動がしばしば認められるので,他の精神障害との鑑別及び併発の診断が重要であるが,必ずしも容易ではない。この検討にあたって,チック障害を含めた広義の発達障害が一つの柱になる。チック関連OCDでは,感覚現象の一つとして"まさにぴったり"という感覚を強く求めることがしばしばある[12]。叩いたり触ったりする行動が複雑運動チックか強迫行為か紛らわしいことがあり,自我違和性の有無や運動の性状によって区別を図るが,時に困難である。自閉症圏障害では高率に反復行動を示すが,自我違和性や不合理性の認識を認めて典型的な強迫症状と判定できる場合は必ずしも多くないと思われる。中には,

知的な遅れやコミュニケーションの質的障害のために自我違和性などを言語的には確認できないが，楽しそうに没頭しているのではなくて苦痛や不安をうかがわせる行動を示し，強迫症状に近似していると思われる場合もあり，いっそう判断が難しい。併発症のもう一つの柱は，不安障害や気分障害であり，これらについては成人OCDと類似の傾向と思われるが，子どもでは不安障害の中でも分離不安障害が特徴的である。出生コホート調査から，助力を求める行動は，不安／抑うつ及び攻撃性や恥ずべき考えを中心とする強迫観念とは関連していたが，強迫行為とは関連していなかったとされており，併発症や症状ディメンジョンによって臨床場面に現れやすいか否かが少し異なるかもしれない[6]。

強迫症状の最も標準的な評価尺度として，Yale-Brown Obsessive Compulsive Scale（Y-BOCS）の子ども版であるChildren's Yale-Brown Obsessive Compulsive Scale（CY-BOCS）が用いられる。重症度の評価と共に症状チェックリストによって治療の標的となる症状を明らかにすることもY-BOCSと同様である。最近，ディメンジョン別に回避を含めた強迫症状の重症度を評価するDY-BOCSが開発され，成人と同様に子どもにも使用することができる[19]。

認知発達の水準やプロフィールの評価は，併発症の診断を含めて子ども全体を把握して治療を組み立てる上で重要である。

子どもにおいては発達歴，生活環境についての情報を収集して，強迫症状や密接に関わる併発症状がどのような時期に出現して，どのような場面で問題になっているかを把握することが重要である。特に，家族は，素質を共有すると同時に，しばしば強迫症状を助長させたり維持しやすくしてしまうことがあるので，特徴を把握することが必要である。

Ⅳ 治　療

1. 治療の構成

　児童・青年期 OCD においても成人と同様に治療の基本となるのは，認知行動療法と薬物療法である。CY-BOCS が 16 点以上の児童・青年期 OCD 患者（7〜17 歳）を認知行動療法単独，sertraline 単独，両者併用，プラセボの 4 群に無作為に分けて 12 週間治療を行ったところ，3 つのアクティヴな治療法はプラセボよりも有意に優れており，かつ，併用治療は 2 つの単独治療よりも有意に優れていたという[18]。CY-BOCS が 10 点以下を寛解とすると，併用治療の寛解率は 50％以上で最も高く，認知行動療法単独と有意差はなかったが，sertraline 単独及びプラセボよりは有意に高かったことから，児童・青年期 OCD の治療は併用治療または認知行動療法単独で開始するのが望ましいとされた。

　とはいえ，このような治療軌道に乗せるまでがしばしば容易ではない。子どもが強迫症状を手放せない背景には家族の状況が関与していることも少なからずあり，心理教育を含めた家族への働きかけは治療上でとても重要である[13]。また，強迫症状によって学業や友人関係など学校生活に困難が生じてますます強迫症状に取り込まれやすくなっているのに，学校では強迫症状が十分に認識されていないことがあり，環境調整を要することがある。

2. 薬物療法

　セロトニン再取り込み阻害薬（SRI）の有効性は児童・青年期 OCD においても確認されているが，自殺関連行動や activation syndrome の危険性が児童・青年期では高いとされるので，十分な説明を行って同意を得ると共に，服薬開始及び服用量変更の直後には受診間隔を縮めて慎重に観察することが望まれる。児童・青年期 OCD の治療の無作

為化比較試験（RCT）をメタアナリシスしたところ，薬物療法の有効性が確認され，エフェクトサイズは clomipramine が最大であったが，選択的 SRI（SSRI）の間では大差がなかった[22]とされる。とはいえ，clomipramine の心毒性や抗コリン性副作用から SSRI が第一選択になる。我が国では，日本児童青年精神医学会医師会員に対する調査を踏まえて，子どもに対する認容性，耐用性と臨床実績から fluvoxamine が推奨されているが[20]，より強固なエビデンスが求められている。SSRI を 12 週間くらいまで十分量使用して，それでも効果が得られなければ他の SSRI または clomipramine を使用する。このように SRI を使用しても効果が不十分であれば，併用薬が考慮され，特にチック障害を併発した場合に haloperidol, risperidone の効果が報告されている[2]。児童・青年期 OCD 患者（平均 13.6 歳）における SRI の使用実態を調べたところ，SRI 単剤で治療した患者は多剤併用を要した患者よりも初診が早く，ベースラインの強迫症状が軽症で，不安障害及びうつ病性障害の併発が多く，一方，多剤併用を要した患者は双極性障害やチック障害や破壊的行動障害の併発がより多かったという[15]。単剤でも多剤でも薬物療法に反応した患者は，ベースラインの強迫症状が軽症で，初診が早く，汚染／掃除の表現型がより多く，保存の表現型がより少なかったという。

3. 認知行動療法

児童・青年期 OCD の治療の RCT をメタアナリシスしたところ，認知行動療法のエフェクトサイズが薬物療法よりも大きかったという[22]。このようなエビデンスから，軽症〜中等症の児童・青年期 OCD であれば，認知行動療法が第一選択という方針がアメリカなどでは確立している。曝露反応妨害法を中心とし，必要に応じて他の技法を組み合わせる。20 セッションとブースターセッションからなる認知行動療法のマニュアルがあり，日本語版も出版されている[9]。しかし，我が国で

はこのままでの実施は容易でなく，このマニュアルの日本語版の訳者らも3日間の集団集中外来短期治療プログラムを実施している。我が国の心理の現場での試みも始まっているが[21]，その実践の中で曝露反応妨害法の適用が難しかったり実効性に乏しい場合が少なからず認められ，認知療法及び家庭を中心とする環境調整を積極的に取り入れると効果を高めることができるという。子どもの認知発達を踏まえつつ，前向きに取り組む課題としてOCDを認識できるようにすることが大切であろう。

4. 家族への働きかけ

家族への働きかけが必要な理由としては，子どもは強迫症状を隠したがって学校などでは我慢していても家庭内では抑えようとせずむしろ家族に依存して家族を強迫行為に巻き込んでしまい，家族が疲弊すると同時に結果的に強迫症状を維持させてしまうことが挙げられる。したがって，家族への働きかけの目標としては，家族がOCDをよく理解し，本人に対して支持的になれるように援助すること，家族がいたずらにOCDに巻き込まれないように線引きすることの2点が考えられる[20]。家族がOCDについて細々とあげつらったりせずにOCDを持ちながらがんばっている子どもを支持できるように促すのであるが，強迫症状に巻き込まれて余裕を失っている家族には受け入れにくいこともあり，家族の苦労をねぎらいつつ強迫行為に巻き込まれないことの重要性をきちんと説明することを心がけたい。

家族の不安が高まっていて強迫症状を増強させている可能性がある場合，家庭内で子どもの居場所がなく強迫症状の出現後にむしろ関心を持たれるようになった場合など，家族関係をさらに調整することが必要なこともある。

海外での認知行動療法も家族ベースの集団治療の報告が複数認められ，7年後の予後が個別の認知行動療法よりもよいとの報告[17]もあれば，治療中の家族の巻き込みの低下が治療前の重症度を統制した後でも

治療転帰を予測しており，家族の巻き込みの程度は治療転帰への重要な障害であると同時に予測因子とする報告[16]もある。

V おわりに

小児期発症のOCDについて成人期の予測因子をみると，チック障害を併発せず保存のディメンジョンが優勢な場合には強迫症状が持続しやすかったとの報告がある[3]。女性，早い小児期の評価，遅いOCD発症，重症な小児期の強迫症状，反抗挑戦性障害の併発は，成人期までの強迫症状の持続と関連していたという。また，児童・青年期OCDの治療反応性の予測因子について検討したところ，ベースラインの強迫症状及び家族の機能不全の重症度は認知行動療法への反応性の悪さと関連しており，併発するチック障害及び外向性の問題は薬物療法単独への反応性の悪さと関係していたという[7]。

これらの知見も踏まえて，児童・青年期OCD患者について多面的な評価を行って標準的な治療法に基づきつつ一人ひとりに合わせた多面的な治療を進めることを通じて予後が改善して成人期のOCDの減少に結びつくように願っている。また，我が国でも出生コホート調査をはじめとする縦断的研究によって児童・青年期から成人期までOCDの実態をより明らかにする取り組みを進めることが望まれる。

■文　献
1) 阿部和彦：子どものこころと問題行動．日本評論社, 東京, 1997.
2) American Academy of Child and Adolescent Psychiatry: Practice parameters for the assessment and treatment of children and adolescents with obsessive-compulsive disorder. J Am Acad Child Adolesc Psychiatry 37（suppl）; 27S-45S, 1998.
3) Bloch, M.H., Craiglow, B.G., Landeros-Weisenberger, A. et al.: Predictors

of early adult outcomes in pediatric-onset obsessive-compulsive disorder. Pediatrics 124 (4) ; 1085-1093, 2009.
4) de Mathis, M.A., do Rosario, M.C., Diniz, J.B. et al.: Obsessive-compulsive disorder: influence of age at onset on comorbidity patterns. Eur Psychiatry 23 (3) ; 187-194, 2008.
5) de Mathis, M.A., Diniz, J.B., Shavitt, R.G. et al.: Early onset obsessive-compulsive disorder with and without tics. CNS Spectr 14 (7) ; 362-370, 2009.
6) Fullana, M.A., Mataix-Cols, D., Caspi, A. et al.: Obsessions and compulsions in the community: prevalence, interference, help-seeking, developmental stability, and co-occurring psychiatric conditions. Am J Psychiatry 166 (3) ; 329-336, 2009.
7) Ginsburg, G.S., Kingery, J.N., Drake, K.L. et al.: Predictors of treatment response in pediatric obsessive-compulsive disorder. J Am Acad Child Adolesc Psychiatry 47 (8) ; 868-878, 2008.
8) Ivarsson, T., Melin, K.: Autism spectrum traits in children and adolescents with obsessive-compulsive disorder (OCD). J Anxiety Disord 22 (6) ; 969-978, 2008.
9) J.S. マーチ，K. ミュール著．原井宏明，岡嶋美代訳：認知行動療法による子どもの強迫性障害治療プログラム OCD をやっつけろ！　岩崎学術出版社，東京，2008.
10) 中根晃監修．広沢正孝，広沢郁子編著：現代の子どもと強迫性障害．岩崎学術出版社，東京，2005.
11) 金生由紀子：強迫性障害をめぐって　チック障害との関連からみた強迫性障害．児童青年精神医学とその近接領域 48 (3) ; 240-243, 2007.
12) 金生由紀子：チック障害との関連による OCD の検討．精神神経学雑誌 111 (7) ; 810-815, 2009.
13) Keeley, M.L., Storch, E.A., Dhungana, P. et al.: Pediatric obsessive-compulsive disorder: a guide to assessment and treatment. Issues Ment Health Nurs 28 (6) ; 555-574, 2007.
14) King, B.H., Hollander, E., Sikich, L. et al.: Lack of efficacy of citalopram in children with autism spectrum disorders and high levels of repetitive behavior: citalopram ineffective in children with autism. Arch Gen Psychiatry 66 (6) ; 583-590, 2009.
15) Masi, G., Millepiedi, S., Perugi, G. et al.: Pharmacotherapy in paediatric obsessive-compulsive disorder: a naturalistic, retrospective study. CNS Drugs 23 (3) ; 241-252, 2009.
16) Merlo, L.J., Lehmkuhl, H.D., Geffken, G.R. et al.: Decreased family accommodation associated with improved therapy outcome in pediatric obsessive-compulsive disorder. J Consult Clin Psychol 77 (2) ; 355-360, 2009.

17) O'Leary, E.M., Barrett, P., Fjermestad, K.W.: Cognitive-behavioral family treatment for childhood obsessive-compulsive disorder: a 7-year follow-up study. J Anxiety Disord 23 (7) ; 973-978, 2009.
18) Pediatric OCD Treatment Study (POTS) Team: Cognitive-behavior therapy, sertraline, and their combination for children and adolescents with obsessive-compulsive disorder: the Pediatric OCD Treatment Study (POTS) randomized controlled trial. JAMA 292 (16) ; 1969-1976, 2004.
19) Rosario-Campos, M.C., Miguel, E.C., Quatrano, S. et al.: The Dimensional Yale-Brown Obsessive-Compulsive Scale (DY-BOCS) : an instrument for assessing obsessive-compulsive symptom dimensions. Mol Psychiatry 11 (5) ; 495-504, 2006.
20) 齊藤万比古：厚生労働省精神神経疾患研究委託費17指－2「児童思春期強迫性障害（OCD）の実態の解明と診断・治療法の標準化に関する研究」平成17～19年度総括・分担研究報告書. 2008.
21) 下山晴彦，西村詩織，平林恵美ほか：特集：子どもの強迫性障害に対する認知行動療法プログラムの開発研究．東京大学大学院教育学研究科臨床心理学コース紀要 32; 125-135, 2009.
22) Watson, H.J., Rees, C.S.: Meta-analysis of randomized, controlled treatment trials for pediatric obsessive-compulsive disorder. J Child Psychol Psychiatry 49 (5) ; 489-498, 2008.

（金生由紀子・宍倉久里江）

第2部 OCDの治療：各論

第 13 章

いわゆる治療抵抗例とその対応

I　はじめに

　現在の強迫性障害（OCD）に対する主要な治療は，強迫症状や治療，家族のサポートなどに関する「心理教育」に加え，fluvoxamine（FLV: デプロメール，ルボックス），paroxetine（PXT: パキシル）など選択的セロトニン再取り込み阻害薬（SSRI）を主とした「薬物療法」，および曝露反応妨害法（ERP）などの「認知行動療法（CBT）」である。この中で，薬物療法やCBTには，それぞれメリット，デメリットがあり，例えば薬物療法は，導入や継続が容易で即効性が期待される反面，十分な反応が得られない割合が比較的高く，副作用や中断時の再発が問題となる。一方CBTは，より有効性が高く，効果の持続性や再発予防に優れるが，導入やアドヒアランスには，患者の状態や動機づけの程度などが大きく関わり，その効果は治療者の経験や技量にも影響されやすい。しかし薬物による副作用や再発予防などの面を考えれば，CBTがより有利であり，服薬に対する不安が強く拒否的な場合，前思春期ないし妊娠中，内科的疾患（心疾患や腎不全など）を併発している場合などを含め，十分な治療的動機づけを有し，直ちに導入可能であれば第一選択と

なる[23,25]。しかしながら初診患者の多くは，うつ病の併存や強迫症状に伴う高度の不安，そして著しい疲弊状態を認め，当初からのCBTの実施はしばしば難しい[21]。すなわち抑うつや不安が，強迫症状の背景にある認知的問題（過大な責任感，脅威の頻度や重大性に関する過剰評価，洞察不良など）をより強調して頑ななものとし，抑うつ的思考パターン（否定的見解や罪悪感など）や行動障害（自発性・活動性低下など）も伴って，CBTへの導入（動機づけなど）や継続，そして治療効果に悪影響を及ぼすからである[29]。多くの場合，SSRIなど薬物療法の反応性は部分的改善に留まるが，これに期待する効果は，抑うつや不安症状の軽減，そして二次的な認知的問題の修正を中心に考えればよい。薬物が奏功すれば，しばしば強迫行為の意味合いに変化が生じる。すなわち，曝露時の切迫した圧倒的な不安により，駆り立てられて繰り返してしまうものから，学習され習慣化された儀式的，ないし「念のため」行動といった面が徐々に強まる。その結果，症状に関する患者の洞察や治療的動機づけに改善を認め，意欲や活動性が高まる中で，ERPのアドヒアランス，及びその効果がより確実となって，強迫行為や回避行動の変容が促進される。越野も同様の指摘をしており[21]，不安障害に対する薬物療法の役割は，症状自体の治癒というより，不安や心配の軽減であり，中でもOCDでは，CBTの追加が薬物の効果を増強するとされる。特にFLVでは，近年シグマ1受容体を介した直接的な認知機能改善作用が注目されている[19]。また飯倉は，第9章「外来における行動療法の概略と実際」で，CBTにおける薬物療法の意義について，できるだけ短期間で効率よく症状を軽減し患者の苦痛を減らすことが，主な目的であると述べている。このように，日常臨床で遭遇する大半のOCD患者に対しては，心理教育，薬物療法，そしてCBTを組み合わせた併用療法が一般的であり，まずは薬物を先行させ，強迫症状や併存する抑うつ，不安などをある程度制御し，動機づけを強化・確認後，CBTに導入するといった段階的プロセスが，最も合理的で適用しやす

く，治療の効率化や継続性が期待される[21,23,25]。

　本章では，このような OCD の定型的治療，特に先行させる薬物療法の反応性評価や，抵抗例の特徴，その対応などについて紹介したい。なお本章で取り上げた抵抗例やそれぞれの対応は，他章において既述されているものも少なくない。この点は，本章の横断的・包括的特徴をふまえ，ご容赦いただきたい。

II　反応性の評価

　OCD の治療反応性評価には，Yale-Brown Obsessive Compulsive Scale（Y-BOCS）総得点の改善率を用いることが一般的である。Y-BOCS は，Goodman ら[17,18]が開発した半構造化面接であり，症状評価リストで特定した主要な強迫観念，及び行為について，症状に占められる時間，社会的障害度，苦痛や抵抗，コントロールの程度など10項目を 0〜4 点の 5 段階で評価，合計し総得点（40 点満点）を決定する。この邦訳版の信頼性や妥当性は既に検証され，本邦でも臨床応用されている[38]。OCD 患者の治療反応性評価基準は，未だ確定的なものはないが，Pallanti ら[39]がまとめたものを**表 13-1** に紹介する。**表 13-1** 同様に従来の二重盲検比較試験では，12 週間の投与により，25 ないし 35％以上の Y-BOCS 総得点改善率を認めれば，有効と判定されることが多い[28]。一方，25％未満に留まる場合，反応性不良，ないし無反応と判定される。しかしこのような反応性は，治療期間に加え，その内容にも影響され，通常は，複数の SSRI，ないし clomipramine（CMI：アナフラニール）を試行し，CBT を併用した場合が標準的である[39]。実際，ある SSRI が十分量でも奏功しない，または副作用などにより継続投与が困難と判断された場合，CBT への導入，または他の SSRI か CMI への変更（switching）が検討される[8,23,25]。この点は，住谷が第 6 章「薬物療法」で，その実際を紹介する中でも触れているが，特に

表 13-1　治療反応性の評価基準（Pallanti & Quercioli, 2006）

反応性の段階			
Ⅰ	recovery（回復）	障害を認めない：Y-BOCS[1] <8 点
Ⅱ	remission（寛解）	Y-BOCS<16 点
Ⅲ	full-response（十分な反応）	Y-BOCS の 35%以上の改善, CGI-I[2] =1,2 点
Ⅳ	partial-response（部分反応）	Y-BOCS で 25%以上, 35%未満の改善
Ⅴ	non-response（無反応）	Y-BOCS で 25%未満の改善, CGI-I = 4 点
Ⅵ	relapse（再発）	治療から 3 カ月以上後の症状の再燃（CGI-I=6, Y-BOCS の remission 得点から 25%以上の増悪）
Ⅶ	refractory（難治性）	適用可能な全ての治療により不変, ないし増悪

1) Y-BOCS: Yale-Brown Obsessive Compulsive Scale
2) CGI: Clinical Global Impressions-Improvement Scale

SSRI 間の薬理学的プロファイルの相違を考えれば, switching が奏功する可能性は十分あり[8,51], 通常 SSRI 抵抗性を判定する前に, 最低 2 種の SSRI を別々に, 十分量で 10 週間以上試行することが推奨されている[8,23,25,48]。また本邦での適応を有さないが, 欧米では sertraline（ジェイゾロフト）の OCD に対する有効性が検証されている。さらに 2 剤以上の SSRI に抵抗性であった患者の約 30%に, CMI が奏功したという報告がある[8]。また改善率は, 治療開始前に低得点の場合低下しにくく, それが同等でも治療後の重症度に「ばらつき」が生じてしまう。このため, Y-BOCS の臨床的有意性の指標とされる 16 点を基準とし, それ未満まで減少した場合を有効とするものや, QOL 尺度を用いた報告もある[8,22,39]。

Ⅲ 反応不良の場合に再検討すべき要因と治療反応性予測因子

　SSRIに十分反応しない場合，まず診断が適切か，SSRIの投与量や期間が十分かなどの再確認と共に，服薬アドヒアランスにも注意が必要である[8,48]。第6章「薬物療法」でも指摘されているように，SSRIではより高用量で，より高い効果が期待され，例えば現処方が通常用量（例：PXT 40mg/日，FLV 150mg/日）内であれば，さらなる漸増が時に有効となる[8,23,25,51]。またCMIの静脈内投与も推奨されている[25]。一方，この段階でCBTへの導入もありうるが，対人関係といった心理・社会的ストレス，不安感受性亢進，症状の合理性や危機の重大性・可能性を過剰評価するなど，心理的，認知的要因の影響が考えられれば，認知療法を含む心理療法の適用が望ましい[25,44]。またOCDでは，第3章「発症状況，精神病理，そしてcomorbidity」で述べられたように，うつ病エピソードなど他のⅠ軸障害のcomorbidityを大半の患者に認める[33]。人格障害の併存も高率で，cluster AからCに分類されるものまで，その内容は多彩である[30,33]。これらcomorbidity障害の中で，例えばチック障害（tic disorder: TD），ないし統合失調型人格障害（schizotypal personality disorder: SPD）などの併存は，SSRI抵抗性に関わるものとされている[4,39,41,48,49]。その他にも，1）男性で早発の場合，2）当初の全体的機能水準が低い場合，3）強迫症状の重症度が高い場合，あるいは4）保存症状の存在などが，薬物療法の反応性不良の予測因子とされる[8,9,12,34,41,43,49]。さらに最近の次元的分類法であるsymptom dimension（症状軸）は，contamination/cleaning（汚染・洗浄），symmetry/ordering（対称性・整頓），hoarding（保存），forbidden thoughts/checking（禁断的思考・確認）などの各dimensionにより構成されるが，それぞれのscore化により，量的評

価を含む基準として，その傾向と臨床症状や治療，予後などとの関連性を検討しうる[5,26,27,32,41)]。この中では，symmetry/ordering，あるいはhoarding dimension が高度の場合，SSRI，または CBT との併用療法への抵抗性を反映し，また中断など CBT のコンプライアンスも不良とされる[3,26,27,31,32,41,42)]。また純粋強迫観念（pure obsession）でも，特に性的／宗教的な観念が高度であれば，SSRI や CBT の反応性不良に関わるものと考えられている[12,26,27)]。

Ⅳ 難治例への具体的対応

ここでは，1）SSRI など定型的薬物療法の反応性が乏しい場合，2）保存症状を有する場合，3）洞察不良など認知的問題が絡み，動機づけやアドヒアランスが不十分な場合，4）強迫性緩慢を伴い通常の CBT の適用が困難な場合，そして，5）家族を症状に巻き込んでいる場合など，治療抵抗性に関わるいくつかの要因について，その対応を紹介したい。なお繰り返すが，本章で取り上げたそれぞれの対応は，他章でも解説されており，併せて参考にしていただきたい。

1. 定型的薬物療法の反応性が乏しい場合：付加的薬物療法について

SSRI 抵抗性と判定された OCD 患者には，いずれも適応外であるが，特定の薬剤を SSRI に付加する薬物療法が検討されており，**表 13-2** に示すように，セロトニン（5-HT）強化性とドーパミン（DA）阻害性に大別できる[28,35,48)]。特に DA 阻害性薬剤（抗精神病薬）の付加は，SSRI 抵抗性 OCD 患者に対し，現在最も効果が期待されている[28,47)]。実際 OCD の病態には，DA 系の関与が明白であり，最近では大脳基底核の DA 系機能異常による認知的，行動的抑制障害という捉え方もなされている[15)]。SSRI に抗精神病薬を付加する方法は，住谷による第 6 章「薬物療法」でも詳細に紹介されているが，当初 haloperidol や pimozide が

表 13-2　SSRI 抵抗性 OCD 患者に有効とされる付加的薬物療法

5-HT 強化性
clomipramine（〜50mg/日）#
　　＞SSRI によりその血中濃度が上昇するため，併用する場合，痙攣や心毒性などの副作用に注意を要し，50mg/日に留めるべきである。特に FLV との併用が良いとされる。

clonazepam（1.5〜6mg/日）
　　＞SSRI との併用療法の有用性が，control trial で実証されている。特に強迫症状に伴う不安・焦燥に有効とされ，SSRI の効果発現までの間，併用されることがある。

DA 阻害性
　　＞以下の薬剤を SSRI に付加投与する有効性や忍容性が検証されている。
haloperidol（1〜5mg/日）
risperidone（1〜5mg/日）
olanzapine（2.5〜10mg/日）
quetiapine（50〜150mg/日）

#；処方例

試みられ，特に TD 関連性，ないし SPD を併存し SSRI 抵抗性を示す OCD 患者への有効性が注目された[36]。その後は，risperidone（RIS），olanzapine（OLZ），quetiapine（QET）など各種非定型抗精神病薬について，同様に付加投与した場合の有効性が検証されている。従来のプラセボ対照比較試験を総括すると，SSRI 抵抗性 OCD 患者（Y-BOCS 総得点：20.0〜30.9：平均 25.6 点）に，RIS（0.5〜2.2mg/日），OLZ（6.1〜11.2mg/日），QET（50〜300mg/日）のいずれかを，それぞれ 6〜16（平均：7.9）週間付加投与し，結果プラセボに比して有意な改善〔13.9〜44.3（平均：28.3）％〕を認めている[2,6,7,10,11,13,20,24,37,46]。さらにこれらの薬剤の付加は，TD 関連性や SPD の有無に関わらず，SSRI 抵抗性 OCD 患者に有効であるという[37]。

従来の報告で見られた副作用は，眠気や口渇，鎮静，食欲亢進などで

あり，haloperidol を付加した場合と比べ，安全性や忍容性が概ね一貫し支持されている。しかし非定型抗精神病薬では，肥満や糖尿病など，代謝関連性リスクが共通の副作用とされ[1,14]，これを SSRI に付加する場合にも，同様の注意を要する。この点について我々は，SSRI 抵抗性を示し非定型精神病薬の付加投与を要した 44 例（付加群）と，SSRI 単剤に反応し，それを継続した 46 例（単剤群）を比較した[35]。結果，1 年後の Y-BOCS 平均改善率は，付加群の 40.4（± 17.9）％に比し，単剤群は 50.0（± 14.3）％と有意であったが，50％以上改善したものの割合に有意な群間差はなかった。一方，付加群の副作用では食欲亢進や体重増加が最も多く，1 年後の body mass index（BMI）増加率は，付加群（13.5 ± 9.9％）が単剤群（4.2 ± 5.0％）に比し有意に高率であった。また 1 年後の付加群では，空腹時血糖値が有意に高く，中性脂肪など脂質系の高値傾向も認め，このような体重増加や高中性脂肪血症などの脂質代謝異常は，RIS と比較し，OLZ や QET など clozapine 類似化合物を用いた場合より顕著であった。しかしこれらの点は，各非定型抗精神病薬の薬理学的特性のみならず，SSRI との薬物間相互作用にも注意が必要である[10,35]。例えば PXT は，CYP2D6 への強力な代謝酵素阻害作用を有し，RIS などの血中濃度を上昇させ[48,51]，両者の併用による体重増加が報告されている[16]。このように，SSRI 抵抗性 OCD 患者に非定型抗精神病薬を付加投与する場合，予想されるリスクを十分説明して注意を促し，血糖値や脂質系の定期的モニタリングや，運動，食事などの生活指導が必要になるものと考えられる。

　一方，5-HT 強化性の付加的薬物療法としては，CMI を SSRI に付加する方法の有効性が検証されている[8,23,25,28]。しかし薬物間相互作用により CMI の血中濃度が上昇するため，痙攣や心毒性などの副作用に注意を要し，CMI 投与量は 50mg/ 日に留めるべきである。その他，未だ十分な検証はなされていないものの，aripiprazole，mirtazapine などを，SSRI に付加投与した場合の有効性が報告されている[40,45]。

2. 保存（物の溜め込み）症状を有する場合

　強迫的保存（溜め込み）症（compulsive hoarding）は，1）何らかの物を収集，あるいは捨てられず，2）極端に溜め込んでいる，3）半年以上持続，4）この過剰性，不合理性を認識している，または認識した時期がある，5）これによる精神的苦痛を認める，あるいはその元来の目的を損なう程度に，生活空間が占拠され支障が生じている，6）これを説明する他の精神障害を認めない，などで定義される状態である[31,42]。これは，前述したsymptom dimensionの中で，特異的dimensionを構成するが[5,26,27,32,42]，一方で，これをOCD症状として捉えるべきか，独立した症候群とするか，DSM-Vに向け現在議論されている[31]。実際，保存症状は，統合失調症や躁病，摂食障害，認知症など他の精神障害と関連し出現する場合もある。また強迫性人格障害の診断基準には，「価値のない物も捨てられない」という項目が含まれ，その傾向を健常者に認めることもある。一方保存症状は，しばしば自我親和的特性を示し，また他の強迫症状に伴い出現する場合もあり，この把握には十分な注意を要する[31]。例えば，昔働いていた会社に関わる物に汚染を感じており，その時の書類や着ていた服，鞄などを片づける必要を認識しながらも触れず，一室が占拠されるほど溜め込んでいたり（汚染の心配⇒保存），身体，特に病気の心配から多くの健康雑誌を購入するが，大切な情報を紛失する心配から捨てられず，廊下や玄関が占拠されていたりする（身体に関するとらわれ，物をなくす心配⇒保存）。このように，OCD患者で見られる保存症状にも，単独，あるいは二次的な場合があり，概して前者の精神病理がより重度であるが，その区別に関わらず，薬物や定型的なCBTに対し抵抗性が見られる[31]。最近では，保存症状に特化したCBTプログラムが提唱されており，治療的動機づけ，体系的な整理，収集の制御，不要物の決定や破棄などを段階的に練習する[50]。

3. 認知的な問題が著しい場合；認知療法

　薬物療法を先行しても，認知的問題（過大な責任感，危険の可能性や結果などに関する過剰評価など）が持続的に著しい場合や，洞察が乏しい場合などでは，患者が強迫症状や治療に対して両価的で，CBT に対する十分，かつ安定的な治療的動機づけがしばしば困難である。例えば，強迫症状の背景に，SPD などの人格的問題が存在すれば，症状の不合理性に対する洞察不良が，治療的抵抗性に持続しやすい[29]。また純粋に強迫観念のみを有し，明らかな強迫行為を伴わない場合にも，CBT の適応が難しい[27]。これらの場合，認知面への直接的アプローチ，すなわち認知療法の併用を検討する[44]。OCD の認知療法は，行動変容により慣れを指向する曝露法とは相補的関係にあり，恐怖刺激の再評価を期待するものである。これについては，清水が第10章「認知療法」で詳しく解説しているが，OCD の持続や治療抵抗性，再燃などでは，情報や刺激を解釈する過程での認知的歪みの関与が，しばしば観察される。このため，背景にある認知の歪みを理解し，その修正を試みる治療的介入は，洞察を促して CBT などへの治療的動機づけを強化したり，また再発リスクを減じたりする上で，しばしば有用となる。

4. ERP の適用が困難な場合；強迫性緩慢

　第8章「精神療法2—行動療法」で中川も述べているように，全ての OCD 患者において，明確な強迫観念や切迫した不安が，強迫行為に必ずしも先行するわけではない。例えば，履物など物の並べ方の正確性にこだわる場合，納得するまで置き直しを繰り返す中で，思うように完了できない時に不安焦燥が高じ，しばしば強迫性緩慢に陥る。強迫性緩慢とは，患者が何かを完全に，対称的に，または正確にしようとするがあまり，ある行動を儀式的，常同的に繰り返し，思うように完了するまで次の行動に移れなくなる状態である。「きちんと正確にしないと不吉なことが起こるのでは」などの魔術的思考を伴うこともしばしばあり，行

為の完了に多大な労力や時間を要する。

このようなタイプでは，特に大脳基底核におけるDA系機能異常による行動的抑制障害といった面が強く，TDなどとの関連性が指摘されている[3,15,27,32]。このため薬物療法では，SSRIに抗精神病薬を付加投与する方法が，CBTではERP以外の技法，例えばシェイピングやモデリング，ペーシング，儀式短縮化訓練などが推奨されている。しかし自宅など特定の環境下で，長期にわたり強固に習慣化している場合などは，その自発的修正がしばしば難しく入院も検討する。この詳細は，林田らの第11章「入院治療―その適用や内容，注意点について―」を参照されたい。

5. 症状に家族を巻き込んでいる場合

これに関しては，第7章「精神療法」や第5章「心理教育」に詳しい。強迫症状への家族など周囲の巻き込み，例えば「大丈夫か」と繰り返し尋ね，正確な応答を強いる保証の要求や，儀式や強迫行為の強要などは，OCD患者の約1/3に見られる現象である。これらは通常，繰り返されても切りがなく，かえって患者が「完璧な納得」を突き詰める中で不安が高まり，意のままにいかなければ，時に暴力行為に至ることがある。さらに家族には，長時間拘束され疲労困憊するなど，心身に大きな負担がかかるものとなる。この場合，まず患者自身は，他者を巻き込み，コントロールを試みることが，結局は自分の思うように終結できず，さらに不安焦燥を招く不安定要因となりうるものと知るべきである。一方家族は，しばしば患者に対し過度の責任感や罪悪感を抱いており，要求に応えることが患者のためと考える傾向がある。しかし患者の要求が益々エスカレートし（言い方や表情など），対応できなくなると，これが患者の不安や怒りを増幅させるといった悪循環に陥る。このような巻き込みによる不安増強過程や，要求に応えることの不合理性，非現実性を患者，家族双方が理解することがまずは必要である。そし

て成田も第7章「精神療法」で指摘するように，治療者が介入し限界を設定して（例えば保証の要求は，1回で終えることを双方と約束，遵守させる），家族によるサポートに一貫性を指導していくことは，治療環境の安定化の上で極めて重要となる。しかし実際は，中前が第5章「心理教育」で述べているが，家族の対応は一様ではなく，これが治療予後に関わる場合もある。特に巻き込み構造があまりに頑なで，修正が難しく，家族の疲弊が著しいと判断されれば，入院治療の適用も検討する。

V おわりに

現行のOCD治療について，治療反応性に関する評価基準や，定型的治療に抵抗性を示す難治例の臨床特徴，ならびにその対処法などを述べた。この中では特に，個々の患者が示す反応性や奏功する治療法は決して一律とは言えず，OCDの多様性を反映し，背景にある精神病理や神経生物的病態などの差異と相関する可能性があることを指摘した。しかしながら，例えばSSRI抵抗性OCD患者に有効とされる非定型抗精神病薬の付加投与では，体重増加や耐糖能異常が問題とされるなど，現行の治療法の限界も明らかである。今後，エンド・フェノタイプといった成因，あるいは発現機序，サブタイプなどの解明がより進展し，OCDの病態仮説にも新たな展開や見直しが加えられ，さらなる治療法の提言，開発などが進められるものと期待される。一方，各章に同様の指摘を見るが，いかなる治療法を選択し実施する場合でも，患者との双方向性の強い信頼感で結ばれた安定的治療関係が，その基盤として絶対不可欠なものとなる。すなわち，難治と考えられる症例に対しても，このような関係を一貫し維持していくことの重要性を，最後に再度強調しておきたい。

■文　献

1) Allison, D.B., Casey, D.E.: Antipsychotic-induced weight gain: a review of the literature. J Clin Psychiatry 62 (suppl 7) ; 22-31, 2001.
2) Atmaca, M., Kuloglu, M., Tezcan, E. et al.: Quetiapine augmentation in patients with treatment resistant obsessive-compulsive disorder; a single-blind, placebo-controlled study. Int Clin Psychopharmacol 17; 115-119, 2002.
3) Bear, L.: Factor analysis of symptom subtypes of obsessive compulsive disorder and their relation to personality and tic disorders. J Clin Psychiatry 55; 18-23, 1994.
4) Baer, L., Janike, M.A., Black, D.W. et al.: Effects of Axis II diagnoses on treatment outcome with clomipramine in 55 patients with obsessive-compulsive disorder. Arch Gen Psychiatry 49; 862-866, 1992.
5) Bloch, M.H., Landeros-Weisenberger, A., Rasario, M.C. et al.: Meta-Analysis of the symptom structure of obsessive-compulsive disorder. Am J Psychiatry 165; 1532-1542, 2008.
6) Bogetto, F., Bellino, S., Vaschetto, P. et al.: Olanzapine augmentation of fluvoxamine-refractory obsessive-compulsive disorder; a 12-week open trial. Psychiatry Res 96; 91-98, 2000.
7) D'Amico, G., Cedro, C., Rosaria, M. et al.: Olanzapine augmentation of paroxetine-refractory obsessive-compulsive disorder. Prog Neuropsychopharmacol Biol Psychiatry 27; 619-623, 2003.
8) Denys, D.: Pharmacotherapy of obsessive-compulsive disorder and obsessive-compulsive spectrum disorders. Psychiatr Clin N Am 29; 553-584, 2006.
9) Denys, D., Burger, H., van Megen, H. et al.: A score for predicting response to pharmacotherapy in obsessive-compulsive disorder. Int Clin Psychopharmacol 18; 315-322, 2003.
10) Denys, D., Fineberg, N., Carey, P.D. et al.: Quetiapine addition in obsessive-compulsive disorder: is treatment outcome affected by type and dose of serotonin reuptake inhibitors? Biol Psychiatry 61; 412-414, 2007.
11) Denys, D., van Megen, H., Westenberg, G.M.: Quetiapine addition to serotonin reuptake inhibitor treatment in patients with treatment-refractory obsessive-compulsive disorder. an open-label study. J Clin Psychiatry 63; 700-703, 2002.
12) Erzegovesi, S., Cavallini, M.C., Cavedini, P. et al.: Clinical predictors of drug response in obsessive-compulsive disorder. J Clin Psychopharmacol 21; 488-492, 2001.
13) Erzegovesi, S., Guglielmo, E., Siliprandi, F. et al.: Low-dose risperidone augmentation of fluvoxamine treatment in obsessive-compulsive disorder; a double-blind, placebo-controlled study. Eur Neuropsychopharmacol 15; 69-74,

2005.
14) Fenton, W.S., Chavez, M.R.: Medication-induced weight gain and dyslipidemia in patients with schizophrenia. Am J Psychiatry 163; 1697-1704, 2006.
15) Fineberg, N.A., Saxena, S., Zohar, J. et al.: Obsessive-compulsive disorder: boundary issues. CNS Spectr 12; 359-375, 2007.
16) Fukui, H., Murai, T.: Severe weight gain induced by combination treatment with risperidone and paroxetine. Clin Neuropharmacol 25; 269-271, 2002.
17) Goodman, W., Price, L., Rasmussen, S.A. et al.: The Yale-Brown Obsessive-Compulsive Scale, I : development, use, and reliability. Arch Gen Psychiatry 46; 1006-1011, 1989.
18) Goodman, W., Price, L., Rasmussen, S.A. et al.: The Yale-Brown Obsessive-Compulsive Scale, II: validity. Arch Gen Psychiatry 46; 1012-1016, 1989.
19) Hashimoto, K., Fujita, Y., Iyo M.: Phencyclidine-induced cognitive deficits in mice are improved by subsequent subchronic administration of fluvoxamine: role of sigma-1 receptors. Neuropsychopharmacol 32; 514-521, 2007.
20) Hollander, E., Rossi, N.B., Sood, E. et al.: Risperidone augmentation in treatment-resistant obsessive-compulsive disorder: a double-blind, placebo-controlled study. Int J Neuropsychopharmacol 6; 397-401, 2003.
21) 越野好文：不安障害における薬と精神療法．精神療法 35; 442-450, 2009.
22) Koran, L.M.: Quality of life in obsessive-compulsive disorder. Psychiatr Clin N Am 23; 509-517, 2000.
23) Koran, L.M., Hanna, G.L., Hollander, E. et al.: Practice guideline for the treatment of patients with obsessive-compulsive disorder. Am J Psychiatry 164（suppl）; 1-56, 2007.
24) Li, X., May, R.S., Tolbert, L.C. et al.: Risperidone and haloperidol augmentation of serotonin reuptake inhibitors in refractory obsessive-compulsive disorder: a crossover study. J Clin Psychiatry 66; 736-743, 2005.
25) March, J., Frances, A., Kahn, D. et al.: Expert consensus guidelines; Treatment of obsessive-compulsive disorder. J Clin Psychiatry 58 (suppl 4) ; 1-72, 1997.（大野裕訳：エキスパートコンセンサスガイドライン—強迫性障害（OCD）の治療．ライフサイエンス社, 東京, 1999)
26) Mataix-Cols, D., Rauch, S.L., Manzo, P.A. et al.: Use of factor-analyzed symptom dimensions to predict outcome with serotonin reuptake inhibitors and placebo in the treatment of obsessive-compulsive disorder. Am J Psychiatry 156; 1409-1416, 1999.
27) Mataix-Cols, D., Rosario-Campos, M.C., Leckman, J.F.: A multidimensional

model of obsessive-compulsive disorder. Am J Psychiatry 162; 228-238, 2005.
28) 松永寿人：強迫性障害に対する現在の薬物療法；その実際と効果予測. 臨床精神薬理 12; 1923-1932, 2009.
29) Matsunaga, H., Kiriike, N., Iwasaki, Y. et al.: Obsessive-compulsive disorder patients with poor Insight. Compr Psychiatry 43; 150-157, 2002.
30) Matsunaga, H., Kiriike, N., Miyata, A. et al.: Personality disorders in patients with obsessive compulsive disorder in Japan. Acta Psychiatr Scand 98; 128-134, 1998.
31) Matsunaga, H., Hayashida, K., Kiriike, N. et al.: Clinical features and treatment characteristics of compulsive hoarding in Japanese patients with obsessive-compulsive disorder. CNS Spectr (in press)
32) Matsunaga, H., Maebayashi, K., Hayashida, K. et al.: Symptom structure in Japanese patients with obsessive-compulsive disorder Am J Psychiatry 165; 251-253, 2008.
33) 松永寿人, 前林憲誠, 切池信夫：強迫性障害 (Obsessive-Compulsive Disorder; OCD) の多様性と分類システムの検討—その変遷と現況, そして問題点—. 精神経誌 110; 161-174, 2008.
34) 松永寿人, 松井徳造, 岩崎陽子ほか：難治性強迫性障害患者の臨床特徴：初診一年後の評価による治療反応不良群と良好群との比較. OCD 研究会編：強迫性障害の研究 (2). 星和書店, 東京, pp63-68, 2001.
35) Matsunaga, H., Nagata, T., Hayashida, K. et al.: A long-term trial on the effectiveness and safety of atypical antipsychotic agents in augmenting SSRI-refractory obsessive-compulsive disorder. J Clin Psychiatry 70; 863-868, 2009.
36) McDougle, C., Goodman, W., Leckman, J. et al.: Haloperidol addiction in fluvoxamine-refractory obsessive-compulsive disorder: a double-blind, placebo-controlled study in patients with or without tics. Arch Gen Psychiatry 51; 302-308, 1994.
37) McDougle, C.J., Epperson, C.N., Pelton, G.H. et al.: A double-blind placebo-controlled study of risperidone addiction in serotonin reuptake inhibitor-refractory obsessive-compulsive disorder. Arch Gen Psychiatry 57; 794-801, 2000.
38) Nakajima, T., Nakamura, M., Taga, C. et al.: Reliability and validity of the Japanese version of the the Yale-Brown Obsessive Compulsive Scale. Psychiatr Clin Neurosci 49; 121-126, 1995.
39) Pallanti, S., Quercioli, L.: Treatment-refractory obsessive-compulsive disorder: Methodological issues, operational definitions and therapeutic lines. Prog Neuropsychopharmacol Biol Psychiatry 30; 400-412, 2006.
40) Pallanti, S., Quercioli, L., Bruscoli, M.: Response acceleration with mirtazapine augmentation of citalopram in obsessive-compulsive disorder

patients without comorbid depression; a pilot study. J Clin Psychiatry 65; 1394-1399, 2004.
41) Pampaloni, I., Bruscoli, M., Pallanti, S.: Obsessive-compulsive disorder : clinical response predictors. Clin Neuropsychiatry 1; 52-58, 2004.
42) Pertusa, A., Fullana, M.A., Singh, S. et al.: Compulsive hoarding; OCD symptom, distinct clinical syndrome, or both? Am J Psychiatry 165; 1289-1298, 2008.
43) Ravizza, L., Barzega, G., Bellino, S. et al.: Predictors of drug treatment response in obsessive-compulsive disorder. J Clin Psychiatry 56; 368-373, 1995.
44) Salkovskis, P.M., Warwick, H.M.C.: Cognitive therapy of obsessive-compulsive disorder. In: (eds) Perris, C., Blackburn, I.M., Perris, H.: Cognitive psychotherapy. Theory and practice. Springer-Verlag, Berlin, pp376-395, 1988.
45) Sarkar, R., Klein, J., Kriger, S.: Aripiprazole augmentation in treatment-refractory obsessive-compulsive disorder. Psychopharmacol 197; 687-688, 2008.
46) Saxena, S., Wang, D., Bysritsky, A. et al.: Risperidone augmentation of SRI treatment for refractory obsessive-compulsive disorder. J Clin Psychiatry 57; 303-306, 1996.
47) Stein, D.J., Ipser, J.C., Baldwin, D.S. et al.: Treatment of obsessive-compulsive disorder. CNS Spectr 12 (suppl 3) ; 28-35, 2007.
48) Stein, D.J., Seedat, S., Shapira, N.A. et al.: Management of treatment-resistant obsessive-compulsive disorder. In: (eds) Pato, M.T., Zohar, J.: Current treatment of obsessive-compulsive disorder. 2nd ed. American Psychiatric Publishing, Washington D.C., pp221-238, 2001.
49) Steketee, G., Henninger, N.J., Pollard, C.A.: Predicting treatment outcome for obsessive-compulsive disorder: effects of comorbidity. In: (eds) Goodman, W.K., Rudorfer, M.V., Maser, J.D.: Obsessive-compulsive disorder; contemporary issues in treatment. Lawrence Erlbaum Associates, Mahwah N.J., pp257-273, 2000.
50) Tolin, D.F., Frost, R.O., Steketee, G.: An open trial of cognitive-behavioral therapy for compulsive hoarding. Behav Res Ther 45; 1461-1470, 2007.
51) 渡邉昌祐：SSRIプロファイルの違いとその使い分け．臨床精神薬理 10; 295-307, 2007.

(松永寿人)

総括

第14章

まとめと今後の展望

　強迫性障害（OCD）の歴史的展望や診断，症候学的特徴，疫学，精神病理，生物学的病態，そして主な治療法などを紹介した．それぞれは，序文で上島先生にご紹介いただいた OCD 研究会の中で，さらに現在においてもエキスパートとして，OCD の研究や臨床の第一線で活躍されている先生方が担当している．このように本書は，本邦，あるいは世界における現在の OCD の理解や治療の最前線にふれ，臨床において活用するに十分な内容を含むものと自負している．

　本書の中では，特に OCD に対する様々な治療的アプローチが，具体的，実践的に述べられている．これらの一つひとつは，OCD に対する有効性が既に実証されており，その治療効果は十分に期待できるものである．しかしながら，実際の臨床場面で遭遇する OCD 患者は決して一様ではなく，強迫症状の内容や重症度，人格特性，環境，ストレッサー，精神疾患，あるいは身体合併症など，発症状況や臨床特徴には，個々の相違が明白である．このため，OCD に関わる臨床医は，限られた時間の中で，これらの評価や把握に努めると共に，より効率的に治療を進めることが要求されている．すなわち，患者の治療意志や各施設の事情も含め，各要因を多角的に検討し，最も効果が期待され，適用可能

な治療アプローチを選択し，いかに合理的に実施できるかが重要になる。

いずれにしても，OCD治療の第一歩は正確な診断である（第1章：はじめに，歴史的展望と診断）。強迫症状は多くの場合，日常や社会生活における通常の思考やこだわり，行動の延長上にある（例：外出時の施錠確認，トイレ後の手洗いなど）。しかしこれらが過剰に反復され，不合理性を認識し抑制や抵抗を試みつつも制御できず，ないしは回避し，苦痛や葛藤，不安焦燥，抑うつなどを伴って，日常的，社会的機能に著しい支障や制限をきたせば，病的と判断される（第2章：症候と疫学）。しかしながら強迫症状に類似した執拗なとらわれや常同的，儀式的行動を伴う他の精神障害も少なくない。例えば，摂食障害患者は体重や体型，カロリーなどに，そして恐怖症患者では，恐怖する対象や状況（広場恐怖など）に，それぞれ強くとらわれるが，内容がその障害に限定的であれば，OCDとは診断されない。また大うつ病性障害では，家計など現実的問題への過剰な心配，あるいは好ましくない状況や罪悪感などへの執拗なとらわれをしばしば認めるが，通常は抑うつ気分に一貫した側面として出現し，自我違和感や不合理性の洞察は示されず，意欲・行為障害など，より多彩な病像が併存する。また広汎性発達障害患者では，限局的対象，ないし習慣，儀式への極端な執着や，常同的，反復的行動が，しばしば認められる。しかしこれらは自らの興味や行動様式への頑なこだわりによるもので，通常不安や葛藤を伴わず，コミュニケーション障害などを呈する場合が多い。

OCDと診断されれば，現病歴や家族歴，生活歴などの情報聴取に加え，Yale-Brown Obsessive Compulsive Scale（Y-BOCS）を用い（**添付資料1**），強迫症状の内容や重症度，できれば症状に関する洞察レベルも含め，評価することが望ましい（第2章：症候と疫学）。これは，現在OCDに関する最も標準的な評価尺度で，例えば他施設に紹介する場合などは，医療者間の情報共有がより円滑となり，またこの改善率によ

る反応性評価は，しばしば治療抵抗性の基準に応用され，治療選択の一助にもなる。通常，この実施には，時間（約1時間）や慣れを要するが，患者に手渡して記入してもらう自己記入式版Y-BOCSにより代用することもできる（**添付資料2**）。その他，発症状況や精神科的併存症（comorbidity），ないし身体合併症，人格特性，あるいは人格障害などの評価を加えると，病像全体の多角的理解が深まり，的確な治療選択に役立つ（第3章：発症状況，精神病理，そしてcomorbidity）。さらに，肝，腎機能や糖，脂質代謝，心電図などの検査は，特に薬物療法に先立って重要であり，また若年例や晩発例，急性発症の場合では，MRIなどを用いた脳器質性に関する精査も行うほうがよい（第4章：生物学的機序―治療的な観点から―）。

　OCDの治療初期においては，上述した情報収集や各種検査に併せて，安定的な治療関係構築を目指した精神療法的アプローチが，他の精神障害と同様に極めて重要となる。これを図る第一歩として，OCDという病気の内容や治療，家族のサポートなどに関する心理教育を，まずは十分に行い，患者や家族に安心感を与えると共に，治療の今後の展望や家族の対処，および役割などを明確化し共有する（第5章：心理教育，第7章：精神療法）。特に，強迫症状への家族の巻き込みが著しい場合では，治療者が介入し限界を設定して（例えば保証の要求は，1回で終えることを双方と約束，遵守させる），家族によるサポートに一貫性を指導していくことが，治療環境の安定上，必要である（第5章：心理教育，第7章：精神療法，第13章：いわゆる治療抵抗例とその対応）。加えて，葛藤や不安を抱えながらも，受診に至った患者を十分に労い，個々の患者の苦しみに向きあい，十分に傾聴し，共感する姿勢を示すことの重要性は，各章において強調されていることである。このような治療関係は，どのような治療を行う場合でも，共通の基盤をなすものである。

　OCDに対する中心的な治療は，児童・青年期，あるいは成人例にお

いても，選択的セロトニン再取り込み阻害薬（SSRI）などの薬物，そして認知行動療法（CBT）である（第6章：薬物療法，第8章：精神療法2—行動療法，第12章：児童・青年期）。第13章（いわゆる治療抵抗例とその対応）でも述べたが，薬物療法とCBTを比較した場合，前者では導入や継続が容易で即効性が期待される反面，十分な反応が得られない割合が比較的高く，副作用や中断時の再発が問題となる。また後者は，より有効性が高く効果の持続性や再発予防に優れるが，導入やアドヒアランスには，患者の状態や動機づけの程度などが大きく関わり，その効果は治療者の経験や技量にも影響されやすい。しかし例えば，服薬に対する不安が強く拒否的な場合，児童や前思春期，ないし妊娠中，内科的疾患（心疾患や腎不全など）を併発している場合，あるいは十分な治療的動機づけを有し，直ちに導入可能で状態であれば，CBTが第一選択となる。

　しかしながら初診患者の多くでは，うつ病の併存や強迫症状に伴う高度の不安，そして著しい疲弊状態を認め，当初からのCBTの実施はしばしば難しい。このような場合，まず薬物療法から開始し，抑うつや不安，症状に関する患者の洞察などに改善を認め，意欲や活動性が回復し，動機づけを強化・確認した後，CBTに導入すれば，そのアドヒアランス，及び効果がより確かになりやすい。そしてCBTの進行に従い，徐々に減薬する。このように，日常臨床で遭遇する大半のOCD患者に対しては，心理教育，薬物療法，そしてCBTを組み合わせた段階的，統合的治療が一般的と考える。しかし，認知的問題（過大な責任感，危険の可能性や結果などに関する過剰評価など）が著しく，症状の不合理性の理解（洞察）が乏しい場合などでは，患者が強迫症状や治療に対し両価的で，十分，かつ安定的な治療的動機づけがしばしば困難である。例えば，強迫症状の背景に，統合失調型人格障害などの人格的問題が存在すれば，洞察不良が治療抵抗性に持続しやすい。この場合，認知面への直接的アプローチ，すなわち認知療法の適用を検討し（第

10章：認知療法），これを通じて認知の再構築を図り，洞察や治療的動機づけを高めた後，薬物療法，ないしCBTに導入することがある．また薬物療法を先行させても，認知的問題や高度の不安・葛藤が持続し，CBTへの導入が困難であったり，明らかな強迫行為を伴わない純粋強迫観念の場合，あるいは再発リスクを減じたりする目的でも，認知療法が有効となる．

　薬物療法を選択した場合，SSRIによる定型的治療の効果は，中等度以上の改善を認めるものの割合が50%程度とされるなど，薬物療法のみでは不十分なことも少なくない（第6章：薬物療法）．またSSRI抵抗性に関わる，いくつかの臨床的要因，すなわち反応性予測因子が指摘されている（第13章：いわゆる治療抵抗例とその対応）．SSRIを十分量，十分な期間施行しても抵抗性と判断されれば，他系統の薬剤を付加投与する薬物療法が検討されるが，中でもolanzapineやquetiapine，risperidoneなどの非定型抗精神病薬を付加する方法が，最も一般的で有効性が検証されている（第6章：薬物療法，第13章：いわゆる治療抵抗例とその対応）．しかしこの方法では，体重増加や耐糖能異常，脂質代謝障害などに注意を要する．また最近では，aripiprazole，あるいはmiltazapineなどをSSRIに付加投与する有効性も報告されている（第13章：いわゆる治療抵抗例とその対応）．

　一方，CBTでは，強迫症状の仕組みを刺激と反応の連鎖の中で把握する行動分析に加え，患者が自分の症状を理解し，治療に主体的に取り組むことを可能にするよう，患者の治療意欲を引き出すことが極めて重要である（第8章：精神療法2―行動療法）．その手法では曝露反応妨害法（ERP）が一般的であり，最近では，短期集中型行動療法治療プログラムの中で，よりインテンシブに実践する方法の有効性も報告されている（第9章：外来における行動療法の概略と実際）．しかし通常の外来診療での施行は，時間や労力を考えれば容易ではない．この場合の工夫として，飯倉の『強迫性障害の治療ガイド』のような，患者自らの疾患

の理解や治療を手助けするガイドブックが有用である（第9章：外来における行動療法の概略と実際）。またERPの適用となるのは，強迫行為（儀式）が不安（恐怖）を回避することで強化されている場合に限られる（第8章：精神療法2─行動療法）。この点，OCD患者の中には，先行刺激や強迫観念，これらに伴う不安がはっきりせず，身づくろい行為（洗面，歯磨き，入浴など）を一旦始めると，行為をくり返し，自分がすっきりするまで終われず，無理に終わらせようとすると不安になることがある。このような場合，ERPではなく，適応的な身づくろい行為を身につけるための治療技法（モデリング，シェイピングなど）が用いられる（第8章：精神療法2─行動療法，第13章：いわゆる治療抵抗例とその対応）。

　最後に入院治療については，(1) 身体的危機に治療介入を要する場合，(2) 外来治療の成立自体が困難な場合，(3) 外来治療がうまくいかない場合，そして，(4) よりインテンシブな治療，例えば，医療者のサポート，指導下でのCBTや，認知療法的介入を要する場合，などで適用が検討される。その導入に際しては，OCDに関わる手順や習慣を入院環境に可能な限り持ち込まず，回避せず，入院中に生じる曝露状況でも反応を最小化して，病院の生活リズムやルール，他患への配慮を優先させることなどの必要性を，外来治療の中で予め話し合い，同意や意志を確かにしておくほうがよい。概して入院自体は，より構造的で支持的であり，少なくとも一部のOCD患者では，難渋し停滞した治療状況を打開する大きな転機となるが，その改善が環境依存的なもの（退院後に元の環境に戻れば再燃してしまうなど）に留まる場合など，時に限界もあり，自宅や外来治療との連続性を常に強調し，意識させることが重要である（第11章：入院治療─その適用や内容，注意点について─）。

　以上のように，現在OCDに対しいくつかの有力な治療法が確立されており，臨床場面で選択しうる治療オプションの幅も拡大している。個々の病状や状況も考慮しつつ，これらを段階的に組み合わせる（心理

教育＋精神療法⇒薬物⇒CBTなど）ことで，アドヒアランスや治療効果がより高まるものと考える．さらには可能な限り早い段階で，社会的活動（アルバイトなど）につなげていければ，患者自身もより成果を実感でき，今後の方向性や取り組むべき課題が明確化され，より具体的・実践的なCBTとして，モチベーションも高まりやすい．

　一方，それぞれの治療に個々の患者が示す反応性や，奏功する，あるいは必要となる治療法は決して一律ではない．すなわち，第3章（発症状況，精神病理，そしてcomorbidity）でも述べたが，近年，症候学的，精神病理学的特徴，及び成因や病態生理，さらには有効な治療法やその反応性など多角的観点から，OCD内の多様性が支持され，これを現行の単一的，均質的診断カテゴリーとして捉えることの限界が明らかとなりつつある．これを説明するための次元的分類法としてsymptom dimensionを紹介した[2,5]．これは，1) contamination/washing & cleaning（汚染／洗浄），2) symmetry/ordering & repeating rituals（対称性／整頓・繰り返される儀式行為），3) forbidden (aggressive) thoughts/checking〔禁断的（攻撃的）思考／確認〕，4) hoarding（保存）などの各dimensionにより構成される．このような強迫症状の構造は，社会文化的背景や年齢などの影響を受けず概ね安定的であることから[2,5,8]，それぞれの発現に，本質的で特異的神経生物学的機序が介在している可能性が示唆されている．最近では，これに準じた評価尺度，すなわちDimensional Y-BOCSが開発され[10]，その邦訳版も作成されている（添付資料3）．

　これをふまえ，symptom dimensionを基準とした，個々に適用する治療法の合理的選択が試行されている．例えば，汚染／洗浄や禁断的思考／確認などのdimensionが優勢であれば，SSRIやCBTなど定型的治療の適応となり，これにある程度反応するものと予測される[7]．一方，対称性／整頓・繰り返される儀式行為dimensionは，若年発症やチック障害などとの関連性が強く，ドーパミン系機能異常のより密接

な関与が推定されている。実際，これが高度であれば，SSRIへの抵抗性が予測されるが[8]，非定型抗精神病薬の付加投与はしばしば有効である[7]。またこのタイプでは，何かを完全に，対称的に，または正確性を追求するがあまり，ある行為を儀式的，常同的に繰り返し，思うように完了するまで行動できなくなる状態，すなわち強迫性緩慢を呈することも多い。「不吉なことが起こる」恐れなどの魔術的思考を伴うこともあり，行為の完了に多大な労力や時間を要する。このような患者に対するCBTでは，頑なで非機能的な認知パターンの修正がしばしば必要となり，また前述したが，行動療法ではERP以外の技法，例えばシェイピングやモデリング，ペーシング，儀式短縮化訓練などが推奨されている（第8章：精神療法2―行動療法）。同様に保存dimensionが高度であれば，しばしば強迫的保存（溜め込み）症（compulsive hoarding）とよばれる状態を示す。この詳細は第13章（いわゆる治療抵抗例とその対応）で述べたが，自我親和的特性から，この不合理性の洞察を明確に有する場合は少なく，まずは認知面に対する直接的治療介入がしばしば必要となる。さらに，概してSSRIなどの薬物や定型的なCBTに抵抗性であり，非定型抗精神病薬などの付加的治療に対しても，対称性／整頓・繰り返される儀式行為dimensionと比較すれば，その反応性は十分とは言えない[7]。最近では，保存症状に特化したCBTプログラムが提唱されている。

　このように，symptom dimensionなど，ある臨床的指標を基準として，治療反応性を予測すると共に，個々に有効な治療法をより的確に選択し実行していくことが，今後の重要な課題である。しかしながら，より妥当で実用的な分類基準の必要性と共に，現行の治療オプションの限界や問題点も明らかで，今後，エンド・フェノタイプといった成因，あるいは発現機序，サブタイプの解明などがより進展して，OCDの病態仮説にも新たな展開や見直しが加えられ，さらなる治療法の提言，開発などが進められるものと期待される。

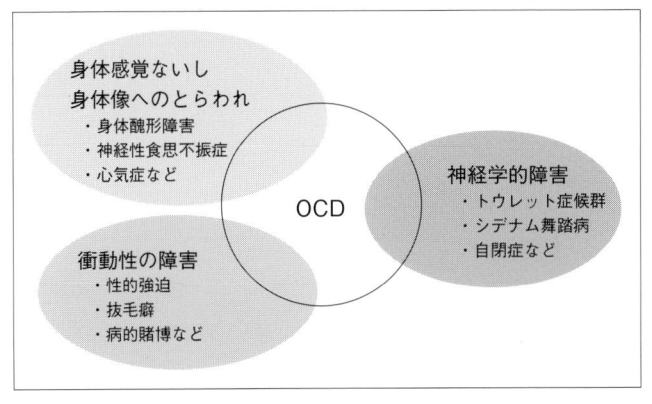

第14章　まとめと今後の展望　171

```
┌─────────────────────────────────────────────┐
│   身体感覚ないし                              │
│   身体像へのとらわれ                          │
│    ・身体醜形障害                             │
│    ・神経性食思不振症          神経学的障害    │
│    ・心気症など                ・トゥレット症候群│
│                    OCD         ・シデナム舞踏病│
│                                ・自閉症など   │
│   衝動性の障害                                │
│    ・性的強迫                                 │
│    ・抜毛癖                                  │
│    ・病的賭博など                             │
└─────────────────────────────────────────────┘
```

図14-1　強迫スペクトラム障害（OCSD）

　最後に，現在，強迫スペクトラム障害（obsessive-compulsive spectrum disorders：OCSD）[4]といった，OCDを中核とし，「とらわれ」や「反復的・儀式的行為」など症候学的のみならず，家族性要因や生物学的背景，治療などの共通性を前提とした新たなカテゴリーが，DSM-Vに向けて検討されている[1,6,9]（図14-1）。未だ確定的ではないが，現段階では，OCDに加え，身体醜形障害や心気症，トゥレット症候群，抜毛癖，強迫的保存症，強迫性人格障害などが，このカテゴリー内に含まれる可能性がある[9]。OCSD間の症候学的特徴や生物学的病態などの類似性を考慮すれば，本書で述べたOCDの治療が，少なくとも一部のOCSD障害にも応用可能であろう[3,9]。例えば身体醜形障害では，SSRIにより外見的欠陥に関する「とらわれ」の軽減が期待され，またこれの洞察が乏しいタイプには，OCDと同様，認知の再構築を目的とした認知療法が適用される。さらにトゥレット症候群や抜毛癖などの反復的行為に対するCBTでは，habit reversal trainingが中心となるが，ERPも有効であり，いずれでも行為への抵抗や制御を積極的に試みる点が共通している[8]。このように本書が，今後OCDに留まらず，より広範な障害を対象とした臨床場面に応用され，治療の一助となるこ

とを，そしてより多くの臨床医が，OCDやその関連障害の治療に積極的に取り組むきっかけとなり，支えとなることを期待しつつ，まとめと展望を終えたい。

■文　献

1) American Psychiatric Assosiation: DSM-5 Deveropment. http://www.dsm5.org/Pages/Default.aspx
2) Bloch, M.H., Landeros-Weisenberger, A., Rasario, M.C. et al.: Meta-Analysis of the symptom structure of obsessive-compulsive disorder. Am J Psychiatry 165; 1532-1542, 2008.
3) Denys, D.: Pharmacotherapy of obsessive-compulsive disorder and obsessive-compulsive spectrum disorders. Psychiatr Clin N Am 29; 553-584, 2006.
4) Hollander, E.: Obsessive-compulsive spectrum disorders: an overview. Psychiatr Ann 23; 355-358, 1994.
5) Mataix-Cols, D., Rosario-Campos, M.C., Leckman, J.F.: A multidimensional model of obsessive-compulsive disorder. Am J Psychiatry 162; 228-238, 2005.
6) 松永寿人：Obsessive-Compulsive Spectrum Disordersの概念と今後の展望．精神科治療学 22（5）；499-508, 2007.
7) Matsunaga, H., Hayashida, K., Kiriike, N. et al.: The clinical utility of symptom dimensions in obsessive-compulsive disorder. Psychiatr Res（in press）
8) Matsunaga, H., Maebayashi, K., Hayashida, K. et al.: Symptom structure in Japanese patients with obsessive-compulsive disorder. Am J Psychiatry 165; 251-253, 2008.
9) Phillips, K.A., Stein, D.J., Rauch, S. et al.: Should an obsessive-compulsive spectrum grouping of disorders be included in DSM-V? Depress Anxiety（in press）
10) Rosario-Campos, M.C., Miguel, E.C., Quatrano, S. et al.: The dimensional Yale-Brown Obsessive-Compulsive Scale（DY-BOCS）; An instrument for assessing obsessive-compulsive symptom dimensions. Mol Psychiatry 11; 495-504, 2006.

（松永寿人）

添付資料

1. Yale-Brown Obsessive-Compulsive Scale(Y-BOCS)〔日本語版〕

2. 自己記入式 Yale-Brown 強迫観念・強迫行為評価スケール（Y-BOCS）〔日本語版〕

3. ディメンジョン別強迫症状重症度尺度（DY-BOCS）〔日本語版〕

【注意および出典】
［添付資料1：Y-BOCS（日本語版）］
　論文発表をされる際には，以下のY-BOCS日本語版信頼性妥当性試験の論文をご引用ください。Nakajima T, Nakamura M, Taga C et al: Reliability and validity of the Japanese version of the Yale-Brown Obsessive-Compulsive Scale. Psychiatry Clin Neurosci 49: 121-126, 1995

［添付資料2：自己記入式Y-BOCS（日本語版）］
　出典：浜垣誠司，高木俊介，漆原良和，石坂好樹，松本雅彦：自己記入式Yale-Brown強迫観念・強迫行為尺度（Y-BOCS）日本語版の作成とその検討．精神経誌，101：152-168，1999．

［添付資料3：DY-BOCS（日本語版）］
　ご使用にあたっては，東京大学医学部附属病院こころの発達診療部・金生由紀子へご一報ください。

添付資料 1　Yale-Brown Obsessive-Compulsive Scale (Y-BOCS)〔日本語版〕

症状評価リスト

全項目を質問し存在する症状に√印を付し主要な症状には「P」の印を付けよ。（患者の行動がまぎれもなく OCD であると判断され，単一恐怖症また心気症のような障害による症状ではないことを評価者は確認する必要がある。「＊」の付いた項目は OCD の症状であるとは限らない）

【強迫観念】
攻撃的な観念
☐ 自分を傷つけてしまうかもしれないという恐れ
☐ 他人を傷つけてしまうかもしれないという恐れ
☐ 暴力的なあるいは恐ろしい考えや場面などの想像が頭に浮かんで離れない
☐ 卑猥な言葉や相手を侮辱するような言葉を口に出してしまうのではないかという恐れ
☐ その他，何か当惑するようなことをするのではないかという恐れ＊
☐ 意志とは反対の行動を衝動的にするのではないかという恐れ（例えば友人を刺すのではないか）
☐ 不注意から人に危害を加えるのではないかという恐れ（例えば自動車事故でひき逃げをするのではないかなど）
☐ その他，何か恐ろしいことが起きると自分の責任ではないかと思う恐れ（例えば火事，強盗など）
☐ その他（　　　　　　　　　　　　　　　　　　　　　　　　　　　　　　　　　　　　）

汚染に関する観念
☐ 身体から出る老廃物や排泄物に関する心配や嫌悪（例えば尿，糞，唾液など）
☐ 汚れやバイ菌に関する過剰な心配
☐ 環境汚染に関する過剰な心配（例えばアスベスト，放射線，有害廃棄物）
☐ 日用品に関する過剰な心配（例えば洗剤，溶媒など）
☐ 動物に関する過剰な心配（例えば昆虫など）
☐ ネバネバするものや，そのこびりついた痕を異常に気にする
☐ 汚染されて病気になるのではないかという心配
☐ 汚染されたものを撒き散らして他の人を病気にするのではないかという心配（攻撃的）
☐ 汚染のもたらす結果よりも汚染そのものから受ける感じのほうを心配する
☐ その他（　　　　　　　　　　　　　　　　　　　　　　　　　　　　　　　　　　　　）

性的な観念
☐ 道徳に反するかまたは性的に倒錯した考え，想像，衝動
☐ 小児に対する性的な考えや近親相姦にかかわる考え
☐ 同性愛にかかわる考え＊
☐ 人を性的に虐待したいという考え（攻撃的）＊
☐ その他（　　　　　　　　　　　　　　　　　　　　　　　　　　　　　　　　　　　　）

保存と節約に関する観念
☐ （金銭的あるいは感傷的な価値のある物への関心や興味を区別せよ）

宗教的な観念
☐ 神を冒涜するのではないかという心配
☐ 善悪や道徳に関する過剰な心配
☐ その他（　　　　　　　　　　　　　　　　　　　　　　　　　　　　　　　　　　　　）

対称性や正確さを求める観念
☐ 魔術的超自然的な考えを伴うもの（例えば，ものが然るべき場所にないと母親が事故に遭うという心配）
☐ 同上の考えを伴わないもの

その他の観念
- [ ] 何でも知り,かつ覚えておかなければならないという考え
- [ ] 話したくないことを口に出してしまうのではないかという恐れ
- [ ] 適切な言葉を使っていないのではないかという心配
- [ ] 物をなくすのではないかという心配
- [ ] 頭に浮かび,邪魔をしてくる想像(非暴力的な内容)
- [ ] 頭に浮かんでくる意味のない音,言葉,音楽
- [ ] ある種の音や雑音を異常に気にする*
- [ ] 幸運な数と不吉な数
- [ ] 特別な意味づけをされた色
- [ ] 迷信的な恐れ
- [ ] その他(   )

身体に関する観念
- [ ] 病気に関する過度の心配*
- [ ] 体の一部や外見に関する異常な心配(例えば醜形恐怖症など)*
- [ ] その他(   )

【強迫行為】
掃除と洗浄に関する強迫行為
- [ ] 過度なあるいは儀式的に行う手洗い行為
- [ ] 過度なあるいは儀式的に行うシャワー浴び,入浴,歯磨き,身繕い,トイレなどの日常行為
- [ ] 家具やその他の家庭用品まで執拗にきれいにしようとする行為
- [ ] その他汚染物質に触れることを避けたり,できるだけ触れることから遠ざかろうとしてとる手段
- [ ] その他(   )

確認に関する行為
- [ ] 戸締まり,ストーブの栓,電気器具のスイッチなどの確認
- [ ] 人に危害を加えたか,それとも加えるのではないかを心配し確認する
- [ ] 自分を傷つけたか,それとも傷つけるのではないかと心配し確認する
- [ ] 恐ろしいことが何も起こらなかったか,それとも起こるのではないかと心配し確認する
- [ ] 間違いをおかさなかったかの確認
- [ ] 体に関する強迫観念に関連した確認
- [ ] その他(   )

繰り返される儀式的行為
- [ ] 必要以上に繰り返される読み書き
- [ ] 普段していることを何度もやり直したいという欲求(例えば部屋の出入り,椅子の立ち座り)
- [ ] その他(   )

ものを数えるという行為
- [ ] (例えば階段を上がるときに段の数を数えるとか,食堂に入った時に椅子やテーブルの数を数えるなど)

整理整頓に関する行為
- [ ] (例えばテーブルの上に置かれたものをすべてきちんと整理し,並べなかったら気がすまないという行為など)

物を溜めたり,集めたりする行為
- [ ] (金銭的あるいは感傷的な価値のあるものへの関心や興味を区別せよ。[例えばつまらない配達物を集めて入念に目を通す,古新聞を積み重ねてため込む,ゴミまで仕分けする,無用な物まで集めてため込むなど])

その他の行為
- [ ] 精神的に儀式化された行為で,しかもそれをしなければ1日中不安になるような行為(ただし,確認したり,数えたりする行為以外のもの)

☐ 過剰なリスト作成
☐ 話したい，聞きたい，告白したいという欲求
☐ 触りたい，叩きたい，擦りたいという欲求*
☐ 意味付けられた儀式として瞬きをしたり，見つめたりする行為*
☐ 以下のことを防止するために取られる行為（確認ではない）
　　☐ 自分に対する危害
　　☐ 人に対する危害
　　☐ 不幸な結果
☐ 儀式化された摂食行動*
☐ 迷信的な行動（例えば，玄関を出るのは右足からなど）
☐ 抜毛癖*
☐ その他の自傷行為*
☐ その他（　　　　　　　　　　　　　　　　　　　　　　　）

【標的症状リスト】
強迫観念　1)＿＿＿＿＿＿＿＿＿＿＿＿＿＿＿＿＿＿＿＿＿＿＿＿＿＿
　　　　　2)＿＿＿＿＿＿＿＿＿＿＿＿＿＿＿＿＿＿＿＿＿＿＿＿＿＿
　　　　　3)＿＿＿＿＿＿＿＿＿＿＿＿＿＿＿＿＿＿＿＿＿＿＿＿＿＿
強迫行為　1)＿＿＿＿＿＿＿＿＿＿＿＿＿＿＿＿＿＿＿＿＿＿＿＿＿＿
　　　　　2)＿＿＿＿＿＿＿＿＿＿＿＿＿＿＿＿＿＿＿＿＿＿＿＿＿＿
　　　　　3)＿＿＿＿＿＿＿＿＿＿＿＿＿＿＿＿＿＿＿＿＿＿＿＿＿＿

アンカー・ポイント

1. **強迫観念に占められる時間**
   ◇質問「強迫的な考えにとらわれている時間は1日のうちどれくらいでしょうか？」
   ◇質問「強迫的な考えが1日に何回ぐらい起こりますか？」
   0＝全くない
   1＝軽度，1日に1時間以内，あるいは時折生じる。
   2＝中等度，1日に1時間から3時間，あるいは頻回に生じる。
   3＝重度，1日に3時間から8時間まで，あるいは極めて頻回に生じる。
   4＝極度，1日に8時間以上，あるいはほとんど一貫してみられる。

2. **強迫観念による社会的障害**
   ◇質問「社会活動や仕事（役割）をするうえであなたの強迫的な考えがどれほど障害になりますか？」
   ◇質問「強迫的な考えのためにあなたがやろうとしてもできないことがありますか？」
   0＝全くない
   1＝軽度，社会活動や職業面でわずかに障害があるが，全体の能率は損なわれていない。
   2＝中等度，社会活動や職業面で明らかな障害があるが，自分で処理していける。
   3＝重度，社会活動や職業面で本質的な障害がある。
   4＝極度，自分で処理することは不可能。

3. **強迫観念に伴う苦痛**
   ◇質問「強迫的な考えをどれほど苦痛に感じていますか？」
   0＝全くない
   1＝軽度，苦痛がそれほど障害にはなっていない。
   2＝中等度，苦痛が障害になっているが，まだ自分で処理できる。
   3＝重度，苦痛が著しい障害になっている。
   4＝極度，苦痛はほとんど常にあり，苦痛のために何もできない。

4. 強迫観念に対する抵抗
 ◇質問「強迫的な考えに抵抗するためにどれほど努力が必要ですか？」
 ◇質問「頭に浮かんできた考えを無視しようとしたり，あるいは注意をそらそうと何回ぐらい試みますか？」
 0 = いつも抵抗しているか，症状が軽微であるため積極的に抵抗する必要がない。
 1 = 大抵の場合は抵抗しようとしている。
 2 = 少しは抵抗する努力をしている。
 3 = 制御しようとはせずにすべての強迫観念に屈服しているが，そのことにいくらかの躊躇は感じている。
 4 = すべての強迫観念に自ら完全に屈服している。

5. 強迫観念に対する制御の程度
 ◇質問「強迫的な考えをどれくらいコントロールしていますか？」
 ◇質問「強迫的な考えを中断したり，そらせたりすることがどれくらい巧くできますか？」
 ◇質問「強迫的な考えを打ち消すことができますか？」
 0 = 完全な制御。
 1 = 十分な制御，わずかな努力と集中力で強迫観念の中断あるいはそらすことが通常では可能。
 2 = 相当な制御，強迫観念の中断あるいはそらすことが可能な時もある。
 3 = わずかな制御，強迫観念の中断や打ち消しはほとんど不可能で，注意をそらせることも困難。
 4 = 制御不能，強迫観念を完全に自分の意志の及ぶ範囲外にあると感じており，強迫観念を短時間でも変化させることはほとんどできない。

6. 強迫行為に要する時間
 ◇質問「強迫的な行為に費やす時間はどれほどですか？」
 ◇質問「普段行っていることを最後までしようとするときに，あなたの儀式的なやり方のために普通の人に比べてどれくらい長く時間がかかりますか？」
 ◇質問「強迫行為を1日に何回くらい行いますか？」
 0 = 全くない。
 1 = 軽度，強迫行為は1日1時間以内，あるいは強迫行為を時々行う。
 2 = 中等度，強迫行為に1日1時間から3時間を費やす，あるいは強迫行為を頻回に行う。
 3 = 重度，強迫行為に1日3時間から8時間を費やす，あるいは強迫行為を極めて頻回に行う。
 4 = 極度，強迫行為に1日8時間以上を費やす，あるいは強迫行為を絶え間なく行い，回数は不明。

7. 強迫行為による社会的障害
 ◇質問「社会活動や仕事（役割）のうえであなたの強迫行為がどれほど障害になりますか？」
 ◇質問「強迫行為のためにやれないことがありますか？」
 0 = 全くない。
 1 = 軽度，社会活動や職業面でわずかに障害があるが，全体の能率は損なわれていない。
 2 = 中等度，社会活動や職業面で明らかな障害があるが，自分で処理できる。
 3 = 重度，社会活動や職業面で本質的な障害がある。
 4 = 極度，自分で処理することは不可能。

8. 強迫行為に伴う苦痛
 ◇質問「強迫行為を止められたらあなたはどのように感じると思いますか？」
 ◇質問「どれほど不安になりますか？」
 ◇質問「あなたが強迫行為を行って満足するまでの間，どの程度の不安を感じますか？」
 0 = 全くない。
 1 = 軽度，強迫行為を禁止しても不安はわずか，あるいは強迫行為を行っている間も不安はわずかである。
 2 = 中等度，強迫行為を禁止すると不安が増強するがそれでも自分で処理することができる，あるいは強迫行為を行っている間でも不安が増強するがそれでも自分で処理することができる。
 3 = 重度，強迫行為を禁止すると不安が著しく増強して障害を起こしてくる，あるいは強迫行為を行っている間でも不安が著しく増強して障害を起こしてくる。
 4 = 極度，行動を修復するためのいかなる治療的な介入を試みても不安は患者の能力を障害し

ている，あるいは強迫行為を行っている間でも不安が患者の能力を障害している。

9. 強迫行為に対する抵抗
   ◇質問「強迫行為に抵抗するためにあなたはどれくらいの努力を払っていますか？」
   0＝いつも抵抗している，あるいは症状が軽微であるため積極的に抵抗する必要がない。
   1＝大抵の場合は抵抗しようとしている。
   2＝いくらかは抵抗している。
   3＝制御しようとはせずにすべての強迫行為に屈服しているが，そのことにいくらかの躊躇は感じている。
   4＝すべての強迫行為に自ら完全に屈服している。

10. 強迫行為に対する制御の程度
    ◇質問「強迫行為を行いたいという衝動はどれくらい強いのでしょうか？」
    ◇質問「強迫行為をどれくらいコントロールできますか？」
    0＝完全な制御。
    1＝十分な制御，強迫行為に対する衝動を体験しているが，通常ではその衝動を自ら制御できる。
    2＝相当な制御，強迫行為に対する衝動が強く，制御することが困難である。
    3＝わずかな制御，強迫行為に対する衝動が極めて強く，その行為を完了するまで中断はできない。
    4＝制御不能，強迫行為を行おうとする衝動は全く無意識的で圧倒的な力として体験されており，たとえ短時間でも強迫行為を遅らせることはほとんど不可能である。

得点表

	なし	軽度	中等度	重度	極度
1. 強迫観念に費やす時間	0	1	2	3	4
2. 強迫観念による社会的障害	0	1	2	3	4
3. 強迫観念に伴う苦痛	0	1	2	3	4
	いつも抵抗	大抵の場合抵抗	少しは抵抗	屈服	完全に屈服
4. 強迫観念への抵抗	0	1	2	3	4
	完全な制御	十分な制御	相当な制御	わずかな制御	制御不能
5. 強迫観念の制御	0	1	2	3	4

強迫観念（1～5）の合計点 ＿＿＿＿＿＿

6. 強迫行為に費やす時間	0	1	2	3	4
7. 強迫行為による社会的障害	0	1	2	3	4
8. 強迫行為に伴う苦痛	0	1	2	3	4
	いつも抵抗	大抵の場合抵抗	少しは抵抗	屈服	完全に屈服
9. 強迫行為への抵抗	0	1	2	3	4
	完全な制御	十分な制御	相当な制御	わずかな制御	制御不能
10. 強迫行為の制御	0	1	2	3	4

強迫行為（6～10）の合計点 ＿＿＿＿＿＿

総得点（1～10）＿＿＿＿＿＿

添付資料2 自己記入式 Yale-Brown 強迫観念・強迫行為評価スケール（Y-BOCS）〔日本語版〕

開発者：Goodman, W.K., Rasmussen, S.A., et al
自己記入式編集者：Baer, L.
翻訳：高木俊介，石坂好樹，漆原良和，浜垣誠司，松本雅彦

1997 年

Y-BOCSの質問はもともとは治療者がインタビューするように作られたものですが，著者の許可を得て多少の変更を加えて，あなたが自分で記入できるようにしたものです。そうすることで，あなたが自分で治療の計画を立てたり，進歩のぐあいを計ったりするのに役立てることができます。

自分の強迫症状のタイプを知ろう

まず，症状チェックリストを使って，自分にどのような強迫症状があるかをはっきりと知っておきましょう。このチェックリストを読んで，あなたの症状にあてはまるものがあればチェックしてください。この長いリストには，ほとんどすべての強迫症状がのっていますから，あなたにあてはまるのはこれらのうちいくつかの症状だけであって，すべてではないと思います。ですから，**ある症状にチェックをいれるべきかどうか，あまり深く迷わないでください**。もしその症状があなたにとって大きな問題になっていれば，すぐに判断できるはずです。もし，質問されている症状がどのようなものか理解しにくければ，質問の下に小文字で書かれた具体例を見てください。

症状チェックリスト

(GOODMAN, RASMUSSEN, et al)

【現在の時点で困っている症状だけをチェックしてください。※印のついた項目は強迫性障害以外の障害の症状の場合もあります。これらの症状がどういうものかわかりにくければ，質問の下に小文字で書かれた具体例を参考にしてください。】

強迫観念

攻撃的な強迫観念

☐ 1. 自分を傷つけてしまうのではないかと怖くなる。
　　ナイフやフォークを使うのが怖い。尖った物を使うのが怖い。窓ガラスの側を通るのが怖い。

☐ 2. 他人に危害を加えてしまうのではないかと怖くなる。
　　他人の食べ物に毒を入れるのではないか。赤ん坊に危害を加えてしまうのではないか。電車の前に誰かを突き落としてしまうのではないか。なんらかの災害が起こったとき当然するべき救助をしないことで責められるのではないかと思うと恐ろしい。間違ったアドバイスをして大変なことになるのではないか。

☐ 3. 暴力的なことや犯罪的なことを想像してしまい頭から離れない。
　　殺人を想像する。人の体を切り刻むのを想像する。その他むごたらしいことを想像してしまう。

☐ 4. 卑猥なことや人を侮辱するようなことを口にしてしまうのではないかと怖くなる。
　　公の場所で卑猥なことを叫んでしまわないだろうか。卑猥なことを書いてしまうのではないだろうか。

☐ 5. 他にも何か当惑するようなことをしてしまうのではないかと怖くなる。
　　皆の前で馬鹿かと思われるようなことをしてしまうのではないか。

☐ 6. 意志とは反対の行動を突発的にしてしまうのではないかと怖くなる。
　　車で木に突っ込んでしまうのではないか。誰かを轢いてしまうのではないか。友人を刺し殺してしまうのではないか。

☐ 7. 盗みを働いてしまうのではないかと怖くなる。
　　レジでごまかしてしまうのではないか。つまらない物を万引きしてしまうのではないか。

☐ 8. 不注意で他人に危害を加えてしまうのではないかと怖くなる。
　　気がつかないうちに事故を起こしてしまうのではないか。（たとえば車で轢き逃げしてしまうのではないか。）

☐ 9. その他，自分の責任で何か恐ろしいことが起こるのではないかと怖くなる。
　　出がけの用心が足りなくて，泥棒に入られたり，火事になったりしてい

ないか。

汚染に関する強迫観念

- [ ] 10. 体からでる老廃物や排泄物についていつも心配し嫌な思いをしている。

    人の集まるところで，エイズや癌やいろいろな病気がうつるのではないか。自分の唾や尿，便，精液，膣分泌物に対して嫌悪を覚える。

- [ ] 11. 汚れやばい菌を過剰なくらいに心配している。

    いすに座ったり，握手したり，ドアのノブに触れたりしたときにばい菌がついたのではないか。

- [ ] 12. 環境汚染について過剰なほどに心配している。

    アスベストや放射性物質，有害廃棄物に汚染されたのではないか。

- [ ] 13. 家庭用洗浄剤について過剰に気を使っている。

    台所や風呂場用の洗剤に毒性があるのではないか。溶媒や殺虫剤，テレビン油が心配だ。

- [ ] 14. 動物を異常に嫌悪している。

    虫や犬，猫，その他の動物を汚くてさわれない。

- [ ] 15. ネバネバしたものや残りカスが異常に気になる。

    粘着テープや粘ついた物には汚染物がこびりついているようで怖い。

- [ ] 16. 汚染されたために病気になってしまうのではないかと怖れる。

    汚染が直接の原因となって病気になってしまうのではないか。（どのくらいの時間がたてばその病気があらわれるかということは人によって様々に信じている。）

- [ ] 17. 自分が他の人を汚染してしまうのではないかと心配している。

    他人に触れるのが恐ろしい。有害物（たとえば殺虫剤）にさわった手で，あるいは自分の体に触った後で人の食事の用意をしてしまうのではないか。

性的な強迫観念

- [ ] 18. 道徳に反するか，または倒錯的な性的考え，想像，衝動にとらわれる。

    見知らぬ相手，家族，友人に対する望ましからぬ性的考えを抱く。

- [ ] 19. 子どもや近親者に対する性的な考えにとらわれる。

    自分の子供や人の子供に対して性的いたずらをするという望ましからぬ考えを抱く。

- [ ] 20. 同性愛に関する強迫的な考えを抱く。

    何の根拠もないのに「私は同性愛者ではないか」とか「とつぜんゲイになったらどうしよう」というような考えに悩まされる。

- [ ] 21. 攻撃的な性行為をしたいという考えにとらわれる。

    大人の見知らぬ人や友人，家族に暴力的な性行為を行うという望ましくない想像。

保存や節約に関する強迫観念

- [ ] 22. たくさんのものをため込んだり節約しないと気が済まない。

    見るからに無用のものでも将来必要になるかもしれないと思って捨てることができない。役に立たないとわかっている物でも拾って集めておかないと気が済まない。

宗教的な強迫観念

- [ ] 23. 神や仏，神社，仏壇など神聖

なものを冒とくしてしまうのではないかと怖れる。

　冒とく的な考えを抱いたり，言ってしまったりして，罰せられるのではないかと心配になる。

☐24．善悪の判断や道徳的なことを過剰に気にしている。

　常に正しい行いをして，嘘をついたり人をだましたりしていないかと心配になる。

対称性や正確さを求める強迫観念

☐25．物を対称的にそろえたり，何でも正確でないと気が済まない。

　机の上の紙や本をまっすぐにそろえたり，計算や書字が正確かどうか気にする。

その他の強迫観念

☐26．何でも知って覚えておかないと気が済まない。

　車のナンバープレートの番号や，テレビドラマの俳優の名前，昔の電話番号，Ｔシャツや看板に書かれてあったことなど，あまり重要なことではないとわかっていても覚えておかなくては気が済まない。

☐27．言うべきでない言葉を口に出してしまうのではないかと怖れてしまう。

　迷信とはわかっていてもある種の言葉（たとえば4や9，13という数）を口にしてしまうのではないかと怖れる。死者を冒とくするようなことを言ってしまうのではないかと心配になる。

☐28．ちゃんとしたことを話せていないのではないかと心配になる。

　間違ったことを言っていないか，適切な言葉を使っていないのではない

かと心配になる。

☐29．物をなくしてしまうのではないかと心配になる。

　札入れ，あるいは新聞の切り抜きやメモ用紙のようなたいして重要ではない物でも，なくしてしまうのではないかと心配になる。

☐30．何らかの想像（暴力的ではないもの）が頭に浮かんで煩わしくなる。

　考えたくはないのに心に浮かんでくる種々雑多な想像。

☐31．意味のない音，言葉，音楽が頭に浮かんで煩わしくなる。

　言葉や音楽，歌が頭に浮かんで，止められない。

☐32．ある種の音や雑音が異常に気になる。※

　時計のチクタクいう音や別の部屋の話し声が気になり，眠れないこともある。

☐33．私には，幸運な数と不吉な数がある。

　ある数（たとえば4や9，13）をみると，ある幸運な数の回数（たとえば7）だけの行動をとってしまう。あるいは幸運な数字の時間（たとえば7時）まで行動を延期しなければならない。

☐34．ある色が自分にとって特別重要な意味を持っている。

　ある色の物を使うのが怖い。（たとえば黒い物は死をあらわしていたり，赤い物は血や怪我を意味している。）

☐35．私は極端に迷信深い。

　墓地や霊柩車，黒猫の前を通るのが怖い。死に関した縁起を怖れる。

身体に関する強迫観念

☐ 36. 病気や体の不調に関して過度に心配してしまう。

　　いくら医者から大丈夫と保証されても，癌や心臓病，エイズのような病気にかかっているのではないかという心配がとれない。

☐ 37. 体の一部や外見に対して異常に心配している。※

　　容貌や耳，鼻，目やその他の体の一部がぞっとするほど醜いと思えて，どんなにひとからそんなことはないと言われても納得できない。

強迫行為

清潔を保つための強迫行為

☐ 38. 極端に長く，あるいは儀式的なやり方で手を洗う。

　　汚いと思うものに触れたり，触れたのではないかと思うと，一日に何度も，あるいは長時間手を洗う。手だけではなく腕全体を洗うこともある。

☐ 39. 過度に長く，あるいは儀式的にシャワーを浴びたり，入浴したり，歯を磨いたり，身繕いに時間をかけたり，トイレに時間がかかったりする。

　　シャワーや入浴，体洗いなどに数時間かかる。もし途中で邪魔が入ると，もう一度すべてやり直す。

☐ 40. 家具や持ち物を執拗にきれいにしないと気が済まない。

　　水道の栓やトイレ，床，台所の流し，調理具を過剰にきれいにしようとする。

☐ 41. 汚いと思うものをさわらないようにしたり，できるだけ遠ざかろうとして様々な手段をとる。

　　殺虫剤やゴミ，灯油入れ，生肉，工具，薬，ペットの寝床などを家族に頼んでどかしてもらったり動かしてもらう。もしこれらのものが避けられないとき，たとえば自分で灯油を入れなくてはならなくなったら，手袋をはめてしかポンプを持てない。

確認を行う強迫行為

☐ 42. 人に危害を加えたのではないかと心配で確認してしまう。

　　気がつかないうちに誰かに怪我をさせていないか確認する。そんなことはない，大丈夫と誰かに言ってもらいたくて尋ねたり電話してしまうことがある。

☐ 43. 自分自身を傷つけたのではないかと心配で確認する。

　　尖った物や危ない物を使った後に，怪我や出血がないか確認する。さらにはそれを確認してもらうために医者を訪れることがある。

☐ 44. 恐ろしいことが起こらなかったかいつも確認する。

　　自分が何か大変なことを起こしてしまったのではないかと，新聞をみたり，テレビやラジオのニュースを確かめる。何も起こっていないということを確かめるために周囲の人たちにたずねてまわることもある。

☐ 45. 何らかの失敗をしなかったかいつも確認する。

家を出るときには，戸締まりや，ストーブの消し忘れがないか，コンセントは大丈夫かと何度も確認してみる。失敗がないかどうか確かめるために，読み書きのときや，ちょっとした計算をするときも繰り返し確認する。

☐ 46. 体の具合についての強迫観念のために，体の具合をあちこち確認する。※

心臓病や癌にかかっていないかと心配で友人や医師に何度も大丈夫と言ってもらおうとする。脈拍や血圧，体温を何度も測ってみる。体のにおいを自分で確かめる。どこか醜いところがないかと鏡の前で自分の姿を確認する。

儀式的行為の繰り返し

☐ 47. 何度も書き直したり，読み直したりしないといけない。

何度も何度も同じところを読み返さねばならないので，数ページの本を読んだり，短い手紙を書くのに何時間もかかる。今読んだところが理解できなかったのではないかと心配になる。「完全な」言葉や言い方をしようとこだわる。本の中のある印刷された文字の形について何らかの強迫観念を抱く。

☐ 48. 日常のなんでもない行動でも，繰り返して行いたくなる。

スイッチを切ったり入れたりのような行為を繰り返す。髪を結ぶ。ドアを出たり入ったりする。ある方角をどうしても見てしまう。これらのことをある決まった回数だけしないと落ち着かない。

数える強迫行為

☐ 49. なんでも数えないと気が済まない。

天井の板や床のタイル，本棚の本，壁の釘，さらには砂浜の砂粒でも数えようとする。洗うといった行為を繰り返して，それを数える。

整理整頓に関する強迫行為

☐ 50. なんでもきちんと整理したり並べないと気が済まない。

机の上の紙や鉛筆，本棚の本をまっすぐに並べる。家の中のものをきちんと整頓するのに何時間も費やし，それが乱されたり邪魔されるといらいらする。

物をためたり集めたりする強迫行為

☐ 51. 何でもためておいたり集めないと気が済まない。

もしも捨ててしまったらその後で必要になることがあるのではないかと不安になって，古新聞，ノート，空き缶，紙タオル，包装紙，空き瓶などをため込んでいる。道ばたやゴミ箱から役にたたないものを拾い上げる。

その他の強迫行為

☐ 52. 心のなかで行う決まった儀式がある。（上記の確認行為や数える行為は除く）

悪い考えを取り消すために善いことを考えたりお祈りをしたりするように，頭のなかで儀式を行う。これはあなたが不安を鎮めたり気持ちよくなるために意図して行う行為であり，強迫観念とは区別すること。

☐ 53. 何らかのことを話したい，尋ねたい，告白したいという気持ちにとらわれる。

他人に保証を求める。してもいない悪事を告白したい。気分を良くするためには，ある言葉を他の人たちに話さなくてはならないと思いこむ。

☐ 54. 何でも触ったり，トントンと叩いたり，さすったりしてみたくなる。※
木目のようなざらざらしたものをみるとさわらずにいられない。ストーブの上のような熱い物に触りたくなる。他の人がいるとどうしても触れてみたくなる。たとえば電話のような物に触れば家族が病気にならないと信じている。

☐ 55. 自分や他人に恐ろしいことが起こったり危害がくわえられないように何らかの行為を行う。（確認行為以外の行為）
ナイフ，はさみ，壊れやすいグラスのような尖った物や壊れやすいものに近寄らないようにしている。

☐ 56. 食事をするのに決まった儀式的なやりかたをする。※
食べ物やお皿，お箸を特別な決まった並べ方をしないと食べられない。厳格な儀式にしたがって食事をする。ぴったりある時間にならないと食事を始められない。

☐ 57. 迷信にとらわれた行動をする。
バスや電車に不吉なナンバー（たとえば 4, 9）がついていると乗れなくなる。毎月 4 日（9 日，13 日等不吉な数の日）は外出できない。葬式をだしている家や墓地の前を通ったらその時の服はすぐ脱ぎ捨てる。

☐ 58. 毛を抜く癖がある。（抜毛癖）※
指や毛抜きで，頭髪，眉毛，まつげ，恥毛を抜く癖がある。カツラを着けなければならないようなハゲをつくってしまった。まつげや眉毛を抜いてつるつるにしてしまった。

すべての項目に目を通し，現在あなたを悩ませている強迫症状をチェックできましたか。

もう一度チェックした項目をみて，今現在もっともあなたの生活の障害になっている症状を 1 番から 58 番の項目からひとつだけ選んで，チェックボックスの左に〈主〉と書き添えてください。このとき「私はどの症状にいちばん悩まされているだろうか」「私の家庭生活や仕事の上でどれがいちばん邪魔になっているだろうか」と自問してみるとよいでしょう。

この作業をきちんと行っていないと，今後治療の目標を立てるときに安易に変えやすい症状を選んでしまって，良くなろうという動機付けが不十分なままになりやすいかもしれません。そうなってしまうと，治療をねばり強くやり遂げることができず，嫌になって放り出してしまうことになるでしょう。そうならないように，今ここで，自分に

とっての一番の問題となる症状を選び出しておきましょう。

強迫症状の程度をはかろう

　もっともつらい症状を選んだら，つぎはY-BOC尺度を使って，今現在強迫症状がどのくらいあなたの生活の障害になっているかを評価しましょう。必ずすべての質問に答えてください。治療の進展を知るために今後何回でも使って結構です。

YALE-BROWN OBSESSIVE-COMPULSIVE SCALE
(GOODMAN, RASMUSSEN, et al)

強迫観念

　もう一度ここで強迫観念の定義を思い出しておきましょう。強迫観念とは，こころのなかに繰り返し入り込んでくる不快な望ましからぬ観念，考え，想像，衝動です。

　まるで自分の意志に反して起こるように思えることもあります。あなたにとってそれはおぞましい考えであることもありますが，逆に，無意味なくだらないことと感じられたり，自分の性格にはそぐわないと思えることもあります。

　最初の5つの質問は強迫観念に関するものです。症状チェックリストの**1番から37番**にある強迫観念の項目のうちあなたがチェックした**項目**について答えてください。この一週間（今日も含めて）について**評価**し，各質問につきひとつだけ選んでください。

1. **強迫観念にとらわれている時間は一日のうちどのくらいでしょうか？強迫観念は一日のうちに何回ぐらい起こりますか？**
   - ☐ 0. 全くない。
   - ☐ 1. 一日に1時間以内，あるいは一日のうち時折生じる程度。（一日に8回以下）
   - ☐ 2. 一日に1時間から3時間，あるいはしばしば生じる。（一日9回以上。しかしほとんどの時間は強迫観念にとらわれているわけではない）
   - ☐ 3. 一日に3時間から8時間，あるいは非常にしばしば生じる。（9回以上でしかも一日のほとんどの時間を占めている）
   - ☐ 4. 一日8時間以上，あるいはほとんどいつもある。（多すぎて数え切れず，しかも1時間のうちに必ず何回かは生じる）
   - （注）「0＝全くない」を選んだ人は，以下の2～5の質問にもすべて「0＝全くな

い」を選んで，質問6へ行ってください。
2. 社会的な活動や仕事をするうえで，強迫観念がどのくらい障害になりますか？（もし現在働いていないなら，日常生活のうえでどのくらい障害となるか考えてください）（強迫観念があるためにできなくなった活動やあまりしなくなったことがあるかどうか考えてみてください）
- ☐ 0. 全くない。
- ☐ 1. 軽度。社会的な活動や職業生活のうえでは少しばかり障害があるが，生活全体としてはうまくいっている。
- ☐ 2. 中等度。社会的な活動や職業生活のうえでは明らかな障害をきたしているが，なんとか自分で工夫してやっている。
- ☐ 3. 重度。社会的な活動や職業生活に著しい障害がある。
- ☐ 4. 極度。何もできなくなっている。

3. 強迫観念が生じるとどのくらい苦痛を感じますか？
- ☐ 0. 全く感じない。
- ☐ 1. 軽度。めったに苦痛に感じない。あるいは，あまり苦にならない。
- ☐ 2. 中等度。しばしば苦痛となるが，なんとか我慢できている。
- ☐ 3. 重度。しょっちゅう苦痛を感じ，著しい障害となっている。
- ☐ 4. 極度。ほとんど常に苦痛であり，そのために何もできなくなっている。

4. 強迫観念に対して抵抗するためにどのくらいの努力をしていますか？強迫的な考えが頭に浮かんできたときに，それを無視しようとしたり，注意をそらそうと何回ぐらいこころみますか？（ここで訊ねているのは，どのくらい，あるいは何回ぐらい強迫観念に抵抗しようとしているかということであって，その抵抗がうまくゆくかどうかということではありません）
- ☐ 0. いつも抵抗しようとしている。（あるいは，症状が軽いために，積極的に抵抗する必要がない）
- ☐ 1. たいていの場合は抵抗しようとしている。（つまり半分以上は抵抗している）
- ☐ 2. 少しは抵抗しようとしている。
- ☐ 3. 強迫観念が生じても，コントロールしようとはしない。しかし抵抗しないことにためらいは感じている。
- ☐ 4. すべての強迫観念にすっかり抵抗をやめている。

5. 強迫観念をどの程度コントロールできていますか？　強迫的な考えをどの程度うまく中断したりそらしたりしていますか？（もしも今あなたが強迫観念に対してめったに抵抗していないなら，かつて抵抗しようと試みたときのことを思い出して答えてください）（ここでは強迫行為をおこなって強迫観念を止めるのは含めません）
- ☐ 0. 完全にコントロールしている。
- ☐ 1. かなりコントロールしている。いくらかの努力と集中力で強迫観念を止めたりそらしたりできている。
- ☐ 2. ある程度コントロールできる。強迫観念を止めたりそらしたりできるときもある。
- ☐ 3. あまりコントロールできていない。強迫観念をとめることはめったにできず，相当な努力をしてやっと注意をそらすことができる。

☐ 4. コントロールできない。ちょっとの間強迫観念を無視することすらめったにできない。

強迫行為

　強迫行為とは，無意味であるかやりすぎであるとわかっていても，どうしてもしないといけないと感じる振る舞いや行為のことです。ときには抵抗しようと試みることもありますが，とても難しいことです。その行為をやり終えるまでは，不安が消えないこともあります。

　症状チェックリストの38番から58番にある強迫行為の項目のうちあなたがチェックしたものについて答えてください。この1週間（今日も含めて）について評価し，各質問につきひとつだけ選んでください。

6. 強迫行為をおこなっている時間はどのくらいでしょうか？　一日のうちに何回ぐらい強迫行為を行いますか？（もし日常の生活行動を儀式的におこなうような強迫行為である場合には，儀式のためにその日常生活行動がどのくらいの時間がかかるものになっているかを考えてください）
☐ 0. 全くしない。
☐ 1. 一日に1時間以内，あるいは一日のうち時折行う程度。(一日に8回以下)
☐ 2. 一日に1時間から3時間，あるいはしばしば行う。(一日9回以上。しかしほとんどの時間は強迫行為をおこなっているわけではない)
☐ 3. 一日に3時間から8時間，あるいは非常にしばしば行う。(9回以上でしかも一日のほとんどの時間を占めている)
☐ 4. 一日8時間以上，あるいはほとんどいつも行っている。(多すぎて数え切れず，しかも1時間のうちに必ず何回かは行う)
（注）「0＝全くしない」を選んだ人は，以下の7〜9の質問にもすべて「0＝全くしない」を選んで，質問10へ行ってください。

7. 社会的な活動や仕事をするうえで，強迫行為がどのくらい障害になりますか？（もし現在働いていないなら，日常生活のうえでどのくらい障害となるか考えてください）
☐ 0. 全くならない。
☐ 1. 軽度。社会的な活動や職業生活のうえでは少しばかり障害があるが，生活全体としてはうまくいっている。
☐ 2. 中等度。社会的な活動や職業生活のうえでは明らかな障害をきたしているが，なんとか自分で対処できている。
☐ 3. 重度。社会的な活動や職業生活に著しい障害がある。
☐ 4. 極度。強迫行為の他は何もできなく

なっている。

8. 強迫行為を行うのを邪魔されたらどのように感じるでしょうか？ どのくらい不安になるでしょうか？
- ☐ 0. まったく不安ではない。
- ☐ 1. 強迫行為を邪魔されると，ほんの少し不安になる。
- ☐ 2. 強迫行為を邪魔されると不安になるが，なんとか耐えられる程度である。
- ☐ 3. 強迫行為を邪魔されると非常に不安になって障害をきたす。
- ☐ 4. ちょっとでも強迫行為を減らそうとされると極度に不安になって何も手につかない。

9. 強迫行為に対して抵抗するためにどのくらい努力をしていますか？ どのくらいしばしば強迫行為を止めようと試みていますか？（ここで訊ねているのは，どのくらい，あるいは何回ぐらい強迫行為に抵抗しようとしているかということであって，その抵抗がうまくゆくかどうかということではありません）
- ☐ 0. いつも抵抗しようとしている。（あるいは，症状が軽いために，積極的に抵抗する必要がない）
- ☐ 1. たいていの場合は抵抗しようとしている。（つまり半分以上は抵抗している）
- ☐ 2. 少しは抵抗しようとしている。
- ☐ 3. コントロールしようとしないでほとんどすべての強迫行為を行っている。しかし抵抗しないことにためらいは感じている。
- ☐ 4. すべての強迫行為にすっかり抵抗をやめている。

10. 強迫行為をどの程度コントロールできていますか？ 強迫的な儀式を止めるのはどの程度うまくいっていますか？（もしも今あなたが強迫行為に対してめったに抵抗していないなら，かつて抵抗しようと試みたときのことを思い出して答えてください）
- ☐ 0. 完全にコントロールしている。
- ☐ 1. 普段は，いくらかの努力と意志の力で強迫行為や儀式を止めることができる。
- ☐ 2. 時には強迫行為を止めることができるが，かなり難しい。
- ☐ 3. 強迫行為を少しの間ならば我慢できるが，結局は最後まで行ってしまう。
- ☐ 4. 強迫行為を行うのをほんの少しの間でも我慢できない。

質問1〜10の得点（チェックした☐の右横にある数字）を合計してください。
合計＿＿＿＿＿＿＿＿

（次のふたつの質問は Y-BOCS の補足的質問から引用したものです）

強迫症状に対するあなたの確信の強さを評価しましょう

　強迫症状に対する確信がどのくらい強いかということをはっきりさせておくことが，あなたの治療を計画するうえで大切です。今現在あなたが思っていることに一番近い文章を選んでください。

11. あなたの強迫観念や強迫行為は合理的でもっともなものだと思いますか？　強迫観念や行為に抵抗したら，不安以外になにか不都合なことがありますか？　そうすると何かがほんとうに起こると思いますか？
- ☐ 0. 私の強迫的な考えや行為は不合理でゆきすぎと思う。
- ☐ 1. 私の強迫的な考えや行為は不合理でゆきすぎだとは思うが，まったく不必要なものだと言い切ることはできない。
- ☐ 2. ひょっとすると私の強迫的な考えや行為は不合理でゆきすぎたものかもしれないと思う。
- ☐ 3. 私の強迫的な考えや行為が不合理でゆきすぎなものだとは思わない。
- ☐ 4. だれが何と言おうと，私の強迫的な考えや行為は十分に理由のあることである。

強迫症状による回避や閉じこもりを評価しよう

　次は強迫症状のためにどれくらいの活動を避けてしまっているかを評価しておきましょう。強迫症状がどのくらいあなたの生活の質に影響しているかを，この評価尺度とY-BOCSの両者から知ることができます。強迫観念や強迫行為のためにできなくなってしまっているすべての生活上のことがらを思い浮かべて，次の質問に答えてください。

　この一週間のあいだにどれだけのことを避けたかについてもっともあてはまる文章をひとつ選んでください。

12. 強迫観念のために，あるいは強迫行為をしてしまうことを怖れて，何かをしたり，どこかへ出かけたり，誰かと会うことを避けてきましたか？
- ☐ 0. そんなことはまったくない。
- ☐ 1. 強迫症状のせいで，あまり重要でないいくつかのことを避けた。
- ☐ 2. 強迫症状のせいで，大事ないくつかのことを避けた。
- ☐ 3. 強迫症状のせいで，たくさんの大事なことを避けなければならなかった。
- ☐ 4. 強迫症状を起こしそうなことは，なんであれすべて避けた。

添付資料3 ディメンジョン別強迫症状重症度尺度（DY-BOCS）〔日本語版〕

自己記録及び臨床家の評価：強迫症状ディメンジョンの存在及び重症度，並びに現在の全般的な強迫症状重症度

- 傷害，暴力，攻撃性あるいは天災による危害に関する強迫観念及び関連する強迫行為
- 性的及び宗教的な強迫観念及び関連する強迫行為
- 対称性，配列，数えること及び整理整頓に関する強迫観念及び強迫行為
- 汚染に関する強迫観念及び掃除に関する強迫行為
- 保存と収集に関する強迫観念及び強迫行為
- その他の強迫観念及び強迫行為

2006年1月

この尺度は，Yale-Brown Obsessive Compulsive Scale（Goodman et al., 1989; Rosenfeld et al., 1993），トゥレット症候群及びその他の行動的症候群のための調査票，STOBS（Pauls & Hurst, 1994），以前の因子分析の結果（Leckman et al., 1997; Mataix-Cols et al., 1999; Summerfeldt et al., 1999），及びOCDのDSM-IVフィールドトライアル（Foa et al., 1995）を含めた多数の先行する研究や方法による活動に基づいている。

■引用文献

Rosario-Campos, M.C., Miguel, E.C., Quatrano, S., Chacon, P., Ferrao, Y., Findley, D., Katsovich, L., Scahill, L., King, R.A., Woody, S.R., Tolin, D., Hollander, E., Kano, Y., Leckman, J.F.: The Dimensional Yale-Brown Obsessive-Compulsive Scale (DY-BOCS): an instrument for assessing obsessive-compulsive symptom dimensions. Mol Psychiatry 11 (5); 495-504, 2006.

バージョン1.2 − 2006年

> 患者様及びご家族へ，
> どうぞこの案内を初めに読んで下さい。

　この質問紙では，あなた自身またはご家族について答えを記入するでしょう。質問は，あなたを悩ませてきたかもしれない強迫症状に関するものです。もしもどのように答えるかについて自信がなかったり，答えに100%自信がなかったりする場合には，あなたの"できるだけのこと"をして，どうして自信がないかまたはどうして特定の質問にあなたのとった方法で答えたかについて書き込みをしておくことをお勧めします。書き込みはどこにでもして下さい：余白でも，ページの裏側でもまたは追加のページでも。正しいまたは誤った答えについて心配しないで下さい。**これはテストではありません**。

　もしも答えが"決してない"または"ない"であったら，どうぞそのようにマークをして，空欄のままにしておかないで下さい。もしもあなたが空欄のままにしておいたら，あなたが"決してない／ない"というつもりだったか，またはあなたがその質問を飛ばしてしまったかを私たちは分からないでしょう。症状の一覧の一つで項目にチェックすることに加えて，どうぞその行動を述べている例の中の特定の語を○で囲むか下線を引くかして下さい。私たちの例の中の語を○で囲むか下線を引くかすることによって，あなたまたはあなたの家族が経験してきたことについての貴重な情報を私たちに与えてくれています。

　これを読み通すと，セクションが明確に命名されていて，各々の初めに記入法があることに気づくでしょう。どうぞ各々のセクションの初めであなたの記憶を新たにする時間をとって下さい。あなたが答えるのを助けるためのいくらかの定義が含まれています。

　この用紙は，強迫症状を持っている方またはその人をよく知っている方によって記入されることが望まれます。子どもの場合には，普通は親御さんが用紙に記入することが最適です。おとなは配偶者または他の身近な家族に協力を求めたくなるかもしれません。

　鉛筆を使用することをお勧めします。すべての答えをいっぺんに終わらせなくてはならないと感じることはありません。あなたが快適であるペースで作業をして下さい。これを記入することにかかわるたいへんな作業に感謝いたします。

　あなたが用紙に記入をして戻してくれたら，強迫性障害に詳しい者があなたの答えを見返すために連絡をするかもしれません。

　　　　　　　　　　どうもありがとうございます。

個人情報

本日の日付：＿＿＿＿年＿＿月＿＿日

患者氏名：＿＿＿＿＿＿＿＿＿＿＿＿＿＿＿＿＿＿＿＿

住所：＿＿＿＿＿＿＿＿＿＿＿＿＿＿＿＿＿＿＿＿＿＿
＿＿＿＿＿＿＿＿＿＿＿＿＿＿＿＿＿＿＿＿＿＿＿＿＿

電話番号：自宅（　　　）＿＿＿＿＿＿＿　勤務先（　　　）＿＿＿＿＿＿＿

性別：　男・女　　生年月日：＿＿＿＿年＿＿月＿＿日　年齢：＿＿歳＿＿カ月

この用紙の記入者：＿＿＿＿＿＿＿＿＿＿＿＿＿　患者との関係：＿＿＿＿＿＿

患者はどちらの手で書くか：　左・右・両方

生活状況：＿＿＿＿

1＝実父母と同居

2＝片親：母

3＝片親：父

4＝片親と義理の親

5＝養父母

6＝単身

7＝配偶者

0＝その他

教育：＿＿＿＿年

一つに○をつけて下さい：

1　高校中退

2　高校卒業

3　大学中退

4　大学卒業

5　大学院中退

6　大学院／専門教育課程修了

最終学歴：＿＿＿＿＿＿＿＿＿＿＿＿＿＿＿＿＿＿＿＿＿

ディメンジョン別強迫症状重症度尺度（DY-BOCS）

注：この質問紙は，強迫症状について尋ねています。以下のすべての質問にお答え下さるようにお願いいたします。

　この質問紙に記入するにあたって，以下のことを考慮して下さい。
　強迫観念とは，繰り返し浮かんでくる，気持ちを乱す考えまたはイメージです。例としては，明かりを消しただろうかまたはドアに鍵をかけただろうかと心配することを繰り返すことが含まれます。他の例としては，ばい菌や病気についての心配が含まれます。これらの考えまたはイメージは，否定したり抑えたりしようとしても持続します。
　強迫行為は，行わなくてはならないと感じてしまって繰り返す活動，行動または心の中の儀式です。例えば，ドアに鍵がかかっているかまたは機具が消えているかを繰り返し確認することです。他の例としては，繰り返し手を洗うことまたはものを特定の順序に並べなくてはならないことが含まれます。
　この尺度は，**強迫観念と強迫行為を一緒にして6つの異なるディメンジョン**に分類しています。これらのディメンジョンは，臨床的，遺伝的，神経生物学的及び治療反応の研究において強迫症状のディメンジョン別のアプローチが有用かもしれないことを示す研究の結果です。
　各々の症状ディメンジョンの項目の一覧を見返した後にそれらの症状によってあなたの時間がどれくらい占められているか，それらがどれくらいの苦痛や障害を引き起こしているかについて答えるように求められるでしょう。

注：強迫的な考えやイメージの内容は，"危害"が自分自身または他人，特に身近な家族に起こることをしばしば含みます。この質問紙では危害の特定の性状について注意深く考えていただきたいと思います。例えば，最初のセクションでは，汚いものまたはばい菌の汚染による危害についての強迫的な心配に焦点を当てるように求められるでしょう。後には，特に事故，暴力，他の形の暴力的行動や天災または大災害による危害について尋ねられるでしょう。他のセクションでは，適切でない性的または宗教的考えまたは活動による危害に関連した強迫的な心配についてあなたに尋ねるでしょう。各々の質問に与えられている例を読み通すことによってあなたの強迫観念を最もよく分類する項目にのみ記入するようにどうぞ気をつけて下さい。

ディメンジョン1：傷害，暴力，攻撃性あるいは天災による危害に関する強迫観念及び関連する強迫行為

パートA：症状一覧

どうぞ各々の列で適切に一つまたはそれ以上のマスに √ をチェックしてください（"過去にあった"とは，症状が過去に存在したが，過去1週間にはないという意味です）。もしも症状がこれまでに（現在でも過去でも）存在したとしたら，出現年齢を示してください。子どもの場合には，親御さんが子どもの協力を得てこの用紙に記入することが望まれます。

今までに全くない	過去にあった	現在（過去1週間以内に）ある	出現年齢	傷害，暴力，攻撃性あるいは天災による危害に関する強迫観念及び関連する強迫行為
				1. **自分自身を傷つけてしまうのではないかという強迫観念があります。** 例：ナイフやフォークで自分自身を傷つける恐れ，とがったものに触れたり近づいたりすることへの恐れ，車の前に飛び込むのではないかとの恐れ，ガラス窓の近くを歩くことの恐れ。
				2. **自分が傷つけられるのではないかという強迫観念があります。** 例：十分に注意しなかったために傷つけられるのではないかという恐れ。人々や特定の物が自分を傷つけるのではないかという恐れ。
				3. **自分自身を傷つけたり自分が傷つけられたりしなかったかを確認します。** 例：とがったものまたは割れやすいものを触った後に傷や出血を探す，または，自分自身を傷つけなかったと安心するために医師または他人に確認してもらう。
				4. **他人を傷つけてしまうかもしれないという強迫観念があります。** 例：他人の食物に毒を入れてしまうのではないかという恐れ，赤ちゃんを傷つける恐れ，誰かを車または電車の前に押し出してしまうのではないかという恐れ。
				5. **他人を傷つけるつもりがないのに傷つけてしまうではないかという強迫観念があります。** 例：車のひき逃げ事故に巻き込まれる心配，想像上の大災害に援助を提供しなかったことによって責任を負わされるという恐れ，誰かの感情を傷つける恐れ，間違ったアドバイスをしたために傷害を引き起こすという恐れ。
				6. **何か他に恐ろしいことが起こるのに責任があるかもしれないという強迫観念があります。** 例：火事が起きたり押し込みや殺人に責任があることの恐れ。
				7. **他人を傷つけたり，他人が傷つけられなかったかを確認します。** 例：知らずに他人に傷つけなかったかを確認する。保証のために他人に尋ねたり，または万事うまくいっていると確かめるため電話したりする。

添付資料3 DY-BOCS（日本語版）

今までに全くない	過去にあった	現在（過去1週間以内に）ある	出現年齢	傷害，暴力，攻撃性あるいは天災による危害に関する強迫観念及び関連する強迫行為
				8. 心の中に暴力的または恐ろしいイメージが浮かびます。 例：殺人または事故のイメージまたは手足切断のような他の血みどろのイメージ。
				9. 卑猥なことまたは無礼なことを口走ってしまうかもしれないという強迫観念があります。 例：教会または教室のようにたくさんの人がいる静かな場所で卑猥なことを叫ぶという恐れ。卑猥なことを書いてしまうという恐れ。
				10. 気恥ずかしい何か他のことをしてしまうことを含めた強迫観念があります。 例：公衆の面前で自分の服を脱いだり社会的な状況で馬鹿にみえることをする恐れ。
				11. 望んでない衝動によって行動してしまうことについての強迫観念があります。 例：友人を刺したり，車で木に突っ込んだりする恐れまたは誰かを*衝動的*に轢いたりする恐れ。物を盗むかもしれないという恐れ。
				12. 恐ろしいことがこれから起きないか，または，過去に起きていないか確認します。 例：あなたが引き起こしたと信じている大災害についてのニュースがないか新聞で捜したりラジオまたはテレビを聞いたりする。保証を求めて人々に尋ねたりもするかもしれない。
				13. 自分自身または他人に起こる傷害を予防したり避けたりするために確認したり，他の手段を用いたりします。 例：とがっていたり割れやすい物から遠ざかることがあるかもしれない。ナイフやはさみを持つのを拒絶したり割れやすいガラス製品を避けたりするかもしれない。害になるようなことが起こらないことと確認するために他人に保証を求めたり，他人に一緒にいるように頼んだりするかもしれない。
				14. 恐ろしい結果を予防するために，日常の動作を繰り返す必要があります。 例：害になるような行為についての"悪い"強迫的な考えを抱いた後，恐ろしい結果も予防するため，同じ動作を何度も何度も繰り返さなくてはならない。この繰り返しが，暴力，攻撃の行動または天災に関する考えに対応したものである場合のみこの項目にチェックすること。
				15. 確認以外の心の中の儀式があります。 例：心の中の儀式とは，"頭の中で"行う強迫行為であり，"悪い"考えを取り消すために"良い"考えを浮かべることまたは特定の順序で思い出さなければならない心の中のリストを保持する必要性のようなものである。これらの心の中の儀式が，特に，暴力，攻撃的行動または天災に関する強迫観念に関連していたりそれらを和らげるためのものである場合のみこの項目にチェックすること。

パートB：重症度評価

初めに，上記の症状一覧の1番から15番までの項目で，「過去にあった」または「現在（過去1週間以内に）ある」の欄のいずれかにチェックをつけたかどうかを見てください。

　これらの欄のいずれかにチェックをつけましたか？　　　　　はい　　いいえ
　　（一つに〇をつけてください）

もしも"いいえ"に〇をつけたら，「性的及び宗教的な強迫観念及び関連する強迫行為」についての次のセクション（p.201）に移ってください。

もしも"はい"ならば，過去1週間であなたを最も悩ませたのはこれらの症状のどれですか？（項目の番号を書き込んでください）：＿＿＿＿＿＿＿＿＿＿＿＿

以下の質問に回答する際は，これら1番から15番までの強迫観念及び強迫行為についてのみ考えるようにしてください。

1. これらの強迫観念及び強迫行為は，過去1週間どの程度重症でしたか。これらの症状が初めて出現してから最も悪かった時を"10"，最も良かった（重症度が最も低かった）時を"1"として，症状を1から10までで評価してください：
評価（1～10）－＿＿＿＿＿＿＿＿＿

2. これらの強迫観念及び強迫行為のために，あなたが特定の状況，場所，人，動物，または物を回避することに気付きますか。もしそうならば，まさにこれらの強迫観念及び強迫行為のためにあなたが積極的に回避しているそれらの事柄を挙げてください。
　　＿＿＿＿＿＿＿＿＿＿＿＿＿＿＿＿＿＿＿＿＿＿＿＿＿＿＿＿＿＿＿＿＿＿＿
　　＿＿＿＿＿＿＿＿＿＿＿＿＿＿＿＿＿＿＿＿＿＿＿＿＿＿＿＿＿＿＿＿＿＿＿
　　＿＿＿＿＿＿＿＿＿＿＿＿＿＿＿＿＿＿＿＿＿＿＿＿＿＿＿＿＿＿＿＿＿＿＿

もしも"はい"ならば，以下の項目を見返してこれらの症状によって現在（過去1週間）および最悪時（"今までで最悪だった"時期）にあなたの時間がどれくらい占められているか，それらがどれくらいの苦痛や障害をあなた及び／または身近な家族に引き起こしているかを最もよく述べているものに〇をつけてください。どうぞ1番から15番までの項目についてのみ言ってください。

3. これらの強迫観念及び強迫行為によってあなたの時間はどれくらい占められていますか。あるいは，これらの強迫観念及び強迫行為はどれくらい頻繁に起こりますか。回避行動によって費やされる時間の量も確かに含むようにすること。

最悪時　現在

0　　0　　…全くない

1　　1　　…まれである―過去1週間に存在するが，しばしば日毎ではなく，典型的には1週間に3時間以下である。

2　　2　　…時々，1週間に3時間以上であるが，1日に1時間以下である―侵入，強迫行為をする必要，あるいは回避は時々である（1日に5回以上は起こらない）。

3　　3　　…しばしば，1日に1～3時間ある―侵入，強迫行為をする必要，あるいは回避は頻繁である（1日に8回以上起こるが，1日のほとんどの時間はこれらの強迫観念，強迫行為及び回避から自由である）。

4　　4　　…ほとんどいつも，1日に3時間以上8時間まである―侵入，強迫行為をする必要，あるいは回避はとても頻繁である（1日に8回以上で，1日のほとんどの時間に起こる）。

5　　5　　…いつも，1日に8時間以上ある―侵入，強迫行為をする必要，あるいは回避はほぼ常にある（数え切れないほど多く，いくらかの強迫観念，強迫行為や回避無しに1時間が過ぎていくことはめったにない）。

4. これらの強迫観念及び強迫行為はどれくらいの苦悩を引き起こしますか。ほとんどの場合で，苦悩は，不安，罪悪感，恐怖感，あるいは疲弊感と同じである。以下のように尋ねるのが役立つかもしれない：もしも強迫行為をすることを止められたとしたら，あなたはどれくらいの苦悩を感じますか。強迫行為を何度も何度も繰り返す必要があることからあなたはどれくらいの苦悩を感じますか。あなたが回避するつもりである何か（人物，場所，あるいは物）に出会ってしまったら，あなたはどう感じますか。〔これらの強迫観念，強迫行為をする必要性によって誘発されたと思われる苦悩あるいは不快感，あるいは回避に関連する苦悩のみを評価してください。〕

最悪時　現在

0　　0　　…苦悩はない

1　　1　　…最小―症状が存在する場合には最小の苦悩を与える。

2　　2　　…軽度―明らかな苦悩は存在するが，それほど障害にはなっていない。

3　　3　　…中等度―苦悩が障害となっている―しかし，まだ我慢できる。

4　　4　　…重度―苦悩がとても障害となる。

5　　5　　…極度―苦悩はほとんど常にあり，苦悩のために何もできない。

5. *これらの強迫観念及び強迫行為はあなたの家庭生活，友人関係，あるいは仕事や学校でよく機能する能力をどれくらい障害しますか。*それらのためにあなたができないことが何かありますか。これらの症状はどれくらい他の人々を困らせてあなたと彼らとの関係に影響しますか。これらの考えのためにあなたが回避をするとしたら，その回避の結果である障害も含んでください。現在勉強したり働いたりしていない場合には，もしも専任の学生あるいは労働者であるとしたらあなたの活動はどれくらい影響されますか。

最悪時	現在	
0	0	…障害はない
1	1	…最小―社会的あるいは職業的活動のわずかな障害，全体としての機能は障害されていない。
2	2	…軽度―社会的あるいは職業的活動のいくらかの障害，全体としての機能は少し障害されている。
3	3	…中等度―社会的あるいは職業的機能の明らかな障害，しかしまだ処理ができる。
4	4	…重度―社会的あるいは職業的機能に本質的な障害を引き起こす。
5	5	…極度―何もできないほどの障害。

ディメンジョン2：性的及び宗教的な強迫観念及び関連する強迫行為

パートA：症状一覧

どうぞ各々の列で適切に一つまたはそれ以上のマスに√をチェックしてください（"過去にあった"とは、症状が過去に存在したが、過去1週間にはないという意味です）。もしも症状がこれまでに（現在でも過去でも）存在したとしたら、出現年齢を示してください。子どもの場合には、親御さんが子どもの協力を得てこの用紙に記入することが望まれます。

今までに全くない	過去にあった	現在（過去1週間以内に）ある	出現年齢	性的及び宗教的な強迫観念及び関連する強迫行為
				16. 禁じられた、または、適切でない性的な考え、イメージ、または衝動があります。 例：見知らぬ人、家族、または友人についての望まない性的な考え。
				17. 小児や近親相姦を含む性的な強迫観念があります。 例：あなたの子どもや他の子どもに対する性的いたずらに関する望まない考え。
				18. 同性愛についての強迫観念があります。 例：心配の根拠がないのに"自分は同性愛者ではないか"または"自分が突然に同性愛者になったらどうしよう"というように心配する。
				19. 他人への暴力的性的行為についての強迫観念があります。 例：見知らぬ成人、友人、または家族に対する暴力的性的行為の望まないイメージ。
				20. 自分が何か性的な過ちをしていないか確認します。 例：過ちの証拠がないか局部、寝床、または衣服を確認する。何も悪いことが起こっていないとの保証を求める。
				21. 性的な強迫観念や強迫行為が起こるのを予防するために特定の活動、人、場所または物を避けます。 例：写真や表題のため本屋の雑誌コーナーにいかない。
				22. 神聖なものを汚すという強迫観念があります。 例：不敬な考えを持ったり、邪悪なことを言ったり、またはこれらの事柄のために罰されたりすることを心配する。
				23. 道徳的に何が本当に正しいか間違っているかについての強迫観念があります。 例：いつも道徳的に正しくものごとを行っているかの心配、または、嘘をついてしまったり誰かを欺いてしまったのではないかという心配。
				24. ある特定のことを口にすることを恐れます。 例：存命であるまたは亡くなった人に対して失礼であると考えられてしまうかもしれない何か恐ろしい、または不適当なことを言ってしまう恐れ。間違ったアドバイスを与えてしまう恐れ。

今までに全くない	過去にあった	現在（過去1週間以内に）ある	出現年齢	性的及び宗教的な強迫観念及び関連する強迫行為
				25. 宗教的に悪いことを何もしてこなかったことを確認します。 例：聖書またはその他の神聖な物を確認する。または，聖職者，ラビ，または牧師に何も悪いことが起こっていないことの保証を求める。
				26. 宗教的な義務や物を含む強迫行為があります。 例：宗教的なものを過度に掃除したり確認したりする。1回に何時間も祈る，または，宗教的指導者に必要以上に頻回に保証を求める。
				27. 宗教やモラルに関する強迫観念や強迫行為が起きるのを予防するために特定の行動，人，場所，またはものを避けます。 例：邪悪な影響または悪魔に取り憑かれるという考えを起こすかもしれないので教会に行ったり特定のTVを見たりしない。
				28. 恐ろしい結果を予防するために日常的な動作を繰り返す必要があります。 例：恐ろしい結果を予防するために，"悪い"性的なまたは宗教的な強迫観念を抱いた後で同じ動作を何度も何度も繰り返さずにはいられない。繰り返しがこれらの考えに対応するものでなければこの症状に書き込まないこと。
				29. 私はものごとを話したり，尋ねたり，告白したりする必要があります。 例：行っているかもしれない悪いことについて保証を得るために他人に尋ねる。起こらなかった悪いことを告白したり，より良く感じるためにあなたの個人的な考えを人に話す。
				30. 確認以外の心の中の儀式があります。 例：心の中の儀式とは，"頭の中で"行う強迫行為であり，"悪い"考えを取り消すために"良い"考えを浮かべることまたは特定の順序で思い出さなければならない心の中のリストを保持する必要性のようなものである。これらの心の中の儀式が特に性的または宗教的な強迫観念に関連していたりそれらを和らげるために行われる場合のみこの項目をチェックすること。

パートB：重症度評価

初めに，上記の症状一覧の 16 番から 30 番までの項目で，「過去にあった」または「現在（過去 1 週間以内に）ある」の欄のいずれかにチェックをつけたかどうかを見てください。

これらの欄のいずれかにチェックをつけましたか？　　　　　　　はい　　いいえ
（一つに○をつけてください）

もしも"いいえ"に○をつけたら，「対称性，配列，数えること及び整理整頓に関する強迫観念及び強迫行為」についての次のセクション（p.206）に移ってください。

もしも"はい"ならば，過去 1 週間であなたを最も悩ませたのはこれらの症状のどれですか？（項目の番号を書き込んでください）：＿＿＿＿＿＿＿＿＿＿＿＿＿＿＿＿＿

以下の質問に回答する際は，これら 16 番から 30 番までの強迫観念及び強迫行為についてのみ考えるようにしてください。

1. これらの強迫観念及び強迫行為は，過去 1 週間どの程度重症でしたか。これらの症状が初めて出現してから最も悪かった時を"10"，最も良かった（重症度が最も低かった）時を"1"として，症状を 1 から 10 までで評価してください：
評価（1～10）－＿＿＿＿＿＿＿＿＿＿

2. これらの強迫観念及び強迫行為のために，あなたが特定の状況，場所，人，動物，または物を回避することに気付きますか。もしそうならば，まさにこれらの強迫観念及び強迫行為のためにあなたが積極的に回避しているそれらの事柄を挙げてください。

＿＿
＿＿
＿＿

もしも"はい"ならば，以下の項目を見返してこれらの症状によって現在（過去 1 週間）および最悪時（"今までで最悪だった"時期）にあなたの時間がどれくらい占められているか，それらがどれくらいの苦痛や障害をあなた及び／または身近な家族に引き起こしているかを最もよく述べているものに○をつけてください。どうぞ 16 番から 30 番までの項目についてのみ言ってください。

3. *これらの強迫観念及び強迫行為によってあなたの時間はどれくらい占められていますか。あるいは，これらの強迫観念及び強迫行為はどれくらい頻繁に起こりますか。回避行動によって費やされる時間の量も確かに含むようにすること。*

最悪時　現在

0　　0　　…全くない

1　　1　　…まれである―過去１週間に存在するが，しばしば日毎ではなく，典型的には１週間に３時間以下である。

2　　2　　…時々，１週間に３時間以上であるが，１日に１時間以下である―侵入，強迫行為をする必要，あるいは回避は時々である（１日に５回以上は起こらない）。

3　　3　　…しばしば，１日に１～３時間ある―侵入，強迫行為をする必要，あるいは回避は頻繁である（１日に８回以上起こるが，１日のほとんどの時間はこれらの強迫観念，強迫行為及び回避から自由である）。

4　　4　　…ほとんどいつも，１日に３時間以上８時間まである―侵入，強迫行為をする必要，あるいは回避はとても頻繁である（１日に８回以上で，１日のほとんどの時間に起こる）。

5　　5　　…いつも，１日に８時間以上ある―侵入，強迫行為をする必要，あるいは回避はほぼ常にある（数え切れないほど多く，いくらかの強迫観念，強迫行為や回避無しに１時間が過ぎていくことはめったにない）。

4. *これらの強迫観念及び強迫行為はどれくらいの苦悩を引き起こしますか。ほとんどの場合で，苦悩は，不安，罪悪感，恐怖感，あるいは疲弊感と同じである。以下のように尋ねるのが役立つかもしれない：もしも強迫行為をすることを止められたとしたら，あなたはどれくらいの苦悩を感じますか。強迫行為を何度も何度も繰り返す必要があることからあなたはどれくらいの苦悩を感じますか。あなたが回避するつもりである何か（人物，場所，あるいは物）に出会ってしまったら，あなたはどう感じますか。〔これらの強迫観念，強迫行為をする必要性によって誘発されたと思われる苦悩あるいは不快感，あるいは回避に関連する苦悩のみを評価すること。〕*

最悪時　現在

0　　0　　…苦悩はない

1　　1　　…最小―症状が存在する場合には最小の苦悩を与える。

2　　2　　…軽度―明らかな苦悩は存在するが，それほど障害にはなっていない。

3　　3　　…中等度―苦悩が障害となっている―しかし，まだ我慢できる。

4　　4　　…重度―苦悩がとても障害となる。

5　　5　　…極度―苦悩はほとんど常にあり，苦悩のために何もできない。

5. これらの強迫観念及び強迫行為はあなたの家庭生活，友人関係，あるいは仕事や学校でよく機能する能力をどれくらい障害しますか。それらのためにあなたができないことが何かありますか。これらの症状はどれくらい他の人々を困らせてあなたと彼らとの関係に影響しますか。これらの考えのためにあなたが回避をするとしたら，その回避の結果である障害も含んでください。現在勉強したり働いたりしていない場合には，もしも専任の学生あるいは労働者であるとしたらあなたの活動はどれくらい影響されますか。

最悪時	現在	
0	0	…障害はない
1	1	…最小―社会的あるいは職業的活動のわずかな障害，全体としての機能は障害されていない。
2	2	…軽度―社会的あるいは職業的活動のいくらかの障害，全体としての機能は少し障害されている。
3	3	…中等度―社会的あるいは職業的機能の明らかな障害，しかしまだ処理ができる。
4	4	…重度―社会的あるいは職業的機能に本質的な障害を引き起こす。
5	5	…極度―何もできないほどの障害。

ディメンジョン３：対称性，配列，数えること及び整理整頓に関する強迫観念及び強迫行為

パートＡ：症状一覧

どうぞ各々の列で適切に一つまたはそれ以上のマスに√をチェックしてください（"過去にあった"とは，症状が過去に存在したが，過去１週間にはないという意味です）。もしも症状がこれまでに（現在でも過去でも）存在したとしたら，出現年齢を示してください。子どもの場合には，親御さんが子どもの協力を得てこの用紙に記入することが望まれます。

今までに全くない	過去にあった	現在（過去１週間以内に）ある	出現年齢	対称性，配列，数えること及び整理整頓に関する強迫観念及び強迫行為
				31. 物事について完璧または正確または"まさにぴったり"であることを必要とする強迫観念があります。 例：紙や本がきちんと整列されているかについての心配または不快感。計算が正確にされているかまたは完璧に字を書いているかについての心配。
				32. 対称性についての強迫観念があります。 例：特定の感覚，考えまたはものが，ぴったりまたは対称的でないとすると，すっかりとらわれたり没頭したりする。
				33. 失敗をおかさなかったことを確認してしまいます。 例：読む，書く，または単純な計算をしている間に失敗しなかったことを確かめるために繰り返し確認する。リストを確認する。することのリストを作ったり，強迫的にそのリストを確認したりすることを含むかもしれない。
				34. 繰り返し読んだり，繰り返し書いたりします。 例：読んではまた読み返すことの繰り返しに没頭してしまうために，本の数ページを読んだり短い手紙を書いたりするのに何時間もかけてしまうかもしれない。"完璧な"単語や句を探したり，読んでいるものの意味をきちんと理解していないと心配したり，特定の文字の形についての強迫観念があることを含むかもしれない。
				35. （戸口を出たり入ったりまたはイスから立ち上がったり座ったりするような）日常的な動作を繰り返してしまいます。 例：機具をつけたり消したり，物をテーブルの上に置いたり，髪をくしでとかしたり，特定の方向を見たりするような日常的な動作の繰り返しを含む。これらのことを"正しい"回数行わなかったり，そうして一定の均一性または対称性が得られないとすると，不快かもしれない。この繰り返し行為が他のディメンジョンに関連しない場合のみこの項目にチェックすること。
				36. 数を数える強迫行為があります。 例：天井または床のタイル，書棚の本，壁のクギ，または砂浜の砂粒ですら数える。

今までに全くない	過去にあった	現在（過去1週間以内に）ある	出現年齢	対称性，配列，数えること及び整理整頓に関する強迫観念及び強迫行為
				37. 配列と整理整頓の強迫行為があります。 例：机の上の紙とペンまたは本棚の本をまっすぐにする。家のものをまさにそのように整理整頓するために何時間もかけるかもしれないし，この秩序が乱されるととても混乱するかもしれない。
				38. ものや人に対称的に触ること及び／またはならす行動を含む強迫行為があります。 例：右側でものを触ったりあつかったりしたら，左側で同じものを触ったりあつかったりせずにはいられない。
				39. 物をさわったり，たたいたり，こすったりしないと気がすみません。 例：木のようにごつごつした面，コンロのように熱い表面を触りたい衝動にかられるかもしれない。軽く他人に触りたい衝動にかられる。物を触りたい衝動にかられる。ものをこすったり突ついたりせずにいられない。
				40. "まさにそのぴったりなこと"を言わないことを恐れます。 例：何かを言ったりだれかに答えたりする前に"まさにそのぴったりな"単語や句を見つけないといけないと感じるかもしれない。
				41. 確認したりならしたりする以外の心の中の儀式があります。 例：心の中の儀式とは"頭の中で"行う強迫行為である。これらの心の中の儀式が，対称性，正確さ，またはまさにぴったりという知覚の強迫観念に特異的に関連する場合のみこの項目にチェックすること。
				42. 対称性または正確さについての強迫観念や強迫行為が起こるのを防ぐために，特定の活動，人物，場所または物を避けます。 例：強迫観念や強迫行為を確かに起こすとの理由から家の中の特定のものを見ないようにしている。

パートB：重症度評価

初めに，上記の症状一覧の31番から42番までの項目で，「過去にあった」または「現在（過去1週間以内に）ある」の欄のいずれかにチェックをつけたかどうかを見てください。

これらの欄のいずれかにチェックをつけましたか？　　　　　　　はい　　いいえ
　　（一つに○をつけてください）

もしも"いいえ"に○をつけたら，「汚染に関する強迫観念及び掃除に関する強迫行為」についての次のセクション（p.211）に移ってください。

もしも"はい"ならば，過去1週間であなたを最も悩ませたのはこれらの症状のどれですか？（項目の番号を書き込んでください）：_____

以下の質問に回答する際は，これら31番から42番までの強迫観念及び強迫行為についてのみ考えるようにしてください。

1. これらの強迫観念及び強迫行為は，過去1週間どの程度重症でしたか。これらの症状が初めて出現してから最も悪かった時を"10"，最も良かった（重症度が最も低かった）時を"1"として，症状を1から10までで評価してください：
評価（1～10）－_____

2. これらの強迫観念及び強迫行為のために，あなたが特定の状況，場所，人，動物，または物を回避することに気付きますか。もしそうならば，まさにこれらの強迫観念及び強迫行為のためにあなたが積極的に回避しているそれらの事柄を挙げてください。

_____
_____
_____

もしも"はい"ならば，以下の項目を見返してこれらの症状によって現在（過去1週間）および最悪時（"今までで最悪だった"時期）にあなたの時間がどれくらい占められているか，それらがどれくらいの苦痛や障害をあなた及び／または身近な家族に引き起こしているかを最もよく述べているものに○をつけてください。どうぞ31番から42番までの項目についてのみ言ってください。

3. *これらの強迫観念及び強迫行為によってあなたの時間はどれくらい占められていますか。* あるいは，これらの強迫観念及び強迫行為はどれくらい頻繁に起こりますか。回避行動によって費やされる時間の量も確かに含むようにすること。

最悪時　現在

0　　0　　…全くない

1　　1　　…まれである―過去1週間に存在するが，しばしば日毎ではなく，典型的には1週間に3時間以下である。

2　　2　　…時々，1週間に3時間以上であるが，1日に1時間以下である―侵入，強迫行為をする必要，あるいは回避は時々である（1日に5回以上は起こらない）。

3　　3　　…しばしば，1日に1〜3時間ある―侵入，強迫行為をする必要，あるいは回避は頻繁である（1日に8回以上起こるが，1日のほとんどの時間はこれらの強迫観念，強迫行為及び回避から自由である）。

4　　4　　…ほとんどいつも，1日に3時間以上8時間まである―侵入，強迫行為をする必要，あるいは回避はとても頻繁である（1日に8回以上で，1日のほとんどの時間に起こる）。

5　　5　　…いつも，1日に8時間以上ある―侵入，強迫行為をする必要，あるいは回避はほぼ常にある（数え切れないほど多く，いくらかの強迫観念，強迫行為や回避無しに1時間が過ぎていくことはめったにない）。

4. *これらの強迫観念及び強迫行為はどれくらいの苦悩を引き起こしますか。* ほとんどの場合で，苦悩は，不安，罪悪感，恐怖感，あるいは疲弊感と同じである。以下のように尋ねるのが役立つかもしれない：もしも強迫行為をすることを止められたとしたら，あなたはどれくらいの苦悩を感じますか。強迫行為を何度も何度も繰り返す必要があることからあなたはどれくらいの苦悩を感じますか。あなたが回避するつもりである何か（人物，場所，あるいは物）に出会ってしまったら，あなたはどう感じますか。〔これらの強迫観念，強迫行為をする必要性によって誘発されたと思われる苦悩あるいは不快感，あるいは回避に関連する苦悩のみを評価すること。〕

最悪時　現在

0　　0　　…苦悩はない

1　　1　　…最小―症状が存在する場合には最小の苦悩を与える。

2　　2　　…軽度―明らかな苦悩は存在するが，それほど障害にはなっていない。

3　　3　　…中等度―苦悩が障害となっている―しかし，まだ我慢できる。

4　　4　　…重度―苦悩がとても障害となる。

5　　5　　…極度―苦悩はほとんど常にあり，苦悩のために何もできない。

5. これらの強迫観念及び強迫行為はあなたの家庭生活，友人関係，あるいは仕事や学校でよく機能する能力をどれくらい障害しますか。それらのためにあなたができないことが何かありますか。これらの症状はどれくらい他の人々を困らせてあなたと彼らとの関係に影響しますか。これらの考えのためにあなたが回避をするとしたら，その回避の結果である障害も含んで下さい。現在勉強したり働いたりしていない場合には，もしも専任の学生あるいは労働者であるとしたらあなたの活動はどれくらい影響されますか。

最悪時	現在	
0	0	…障害はない
1	1	…最小―社会的あるいは職業的活動のわずかな障害，全体としての機能は障害されていない。
2	2	…軽度―社会的あるいは職業的活動のいくらかの障害，全体としての機能は少し障害されている。
3	3	…中等度―社会的あるいは職業的機能の明らかな障害，しかしまだ処理ができる。
4	4	…重度―社会的あるいは職業的機能に本質的な障害を引き起こす。
5	5	…極度―何もできないほどの障害。

ディメンジョン4：汚染に関する強迫観念及び掃除に関する強迫行為

パートA：症状一覧

　どうぞ各々の列で適切に一つまたはそれ以上のマスに✓をチェックしてください（"過去にあった"とは，症状が過去に存在したが，過去1週間にはないという意味です）。もしも症状がこれまでに（現在でも過去でも）存在したとしたら，出現年齢を示してください。子どもの場合には，親御さんが子どもの協力を得てこの用紙に記入することが望まれます。

今までに全くない	過去にあった	現在（過去1週間以内に）ある	出現年齢	汚染に関する強迫観念及び掃除に関する強迫行為
				43. 私は汚いものまたはばい菌についての強迫観念があります。 例：イスに座ること，握手またはドアノブを触ることによりばい菌がつくことなど。
				44. 私は体から出る老廃物や排泄物（嘔吐物・尿・便・だ液など）に関して過剰に心配したり嫌悪したりします。 例：自他の嘔吐物，尿，便，精液や膣分泌物に触れるのを嫌う。
				45. 環境汚染物質（例えばアスベスト，放射線または毒物汚染）についての強迫観念があります。 例：アスベストやラドンによる汚染，放射性物質，有害な廃棄物用地に関連するもの，環境汚染に対する恐怖。
				46. 昆虫または動物に対する強迫観念があります。 例：ハエに汚染されること，犬や猫または他の動物との接触に対する恐怖。
				47. ネバネバした物質または残留物に悩まされています。 例：汚染物をくっつけるかもしれない粘着テープ，液，歯磨き粉やその他のネバネバした物質に対する恐怖。
				48. 汚染によって病気になるのではと心配します。 例：汚染が直接の原因で病気になることに対する恐怖。これには特に感染によってエイズまたはガンのような特異な病気にかかるのではという恐怖を含むことがある。
				49. 強迫的または儀式的に手洗いをします。 例：汚いものまたはばい菌を心配したり十分に手が綺麗になっていないと感じたりするためにくりかえし手を洗わなくてはならない。手洗いの進行が阻止されると，その全過程をやりなおさなくてはならないことがしばしばある。儀式には，一定の回数または一定のやり方で手を洗わなくてはならないことが含まれるかもしれない。
				50. 強迫的または儀式的なシャワー，お風呂，トイレの日常的な動作があります。 例：シャワー，お風呂，その他のトイレの日常的な動作は一定の順序で行わなくてはならないことがある。過剰な量のトイレットペーパーを使うことがある。手洗いまたは掃除の進行が阻止されると，その全過程をやりなおさなくてはならないことがしばしばある。

今までに全くない	過去にあった	現在（過去1週間以内に）ある	出現年齢	汚染に関する強迫観念及び掃除に関する強迫行為
				51．家庭用品またはその他の物品に対しての過剰な心配または嫌悪感があります。 例：蛇口，トイレ，床，台所用品，洗剤または溶剤によって汚染されることについての心配または恐怖。これらの物品のどれかに触れると考えて嫌悪感を抱くこともある。
				52．家庭用品またはその他の物品を繰り返しきれいにしようとすることを含めた強迫行為があります。 例：蛇口，トイレ，床，台所の調理台または台所用品を過剰に及び／または繰り返して洗う。
				53．確認以外に心の中の儀式があります。 例：心の中の儀式は"頭の中で"行う強迫行為である。これらの心の中の儀式が特に汚染の心配に関連している場合のみこの項目をチェックしてください。
				54．汚染物との接触を避けたり除いたりするために他のことをしたり，汚染の心配のために特定の事柄をすることや特定の場所に行くことを避けます。 例：殺虫剤，生ゴミ，ガソリン缶，生肉，ペンキ，ニス，薬品棚の中の薬またはネコのトイレを避けることができない場合には，これらをどけるように家族に頼む。または，ものを直接に触るのを避けるため，家族にドアを開けてもらったり，手袋を使ったり，クリネックスや手ふきを使うことがある。または，公衆便所が使えなかったり，ホテルのタオルが使えなかったり，他人と握手できなかったりすることがある。

> パートB：重症度評価

　初めに，上記の症状一覧の43番から54番までの項目で，「過去にあった」または「現在（過去1週間以内に）ある」の欄のいずれかにチェックをつけたかどうかを見てください。

　これらの欄のいずれかにチェックをつけましたか？　　　　　はい　　いいえ
　（一つに○をつけてください）

　もしも"いいえ"に○をつけたら，「保存と収集に関する強迫観念及び強迫行為」についての次のセクション（p.216）に移ってください。

　もしも"はい"ならば，過去1週間であなたを最も悩ませたのはこれらの症状のどれですか？（項目の番号を書き込んでください）：＿＿＿＿＿＿＿＿＿＿＿＿＿＿＿＿

　以下の質問に回答する際は，これら43番から54番までの強迫観念及び強迫行為についてのみ考えるようにしてください。

1. これらの強迫観念及び強迫行為は，過去1週間どの程度重症でしたか。これらの症状が初めて出現してから最も悪かった時を"10"，最も良かった（重症度が最も低かった）時を"1"として，症状を1から10までで評価してください：
評価（1～10）－＿＿＿＿＿＿＿＿＿

2. これらの強迫観念及び強迫行為のために，あなたが特定の状況，場所，人，動物，または物を回避することに気付きますか。もしそうならば，まさにこれらの強迫観念及び強迫行為のためにあなたが積極的に回避しているそれらの事柄を挙げてください。

＿＿＿＿＿＿＿＿＿＿＿＿＿＿＿＿＿＿＿＿＿＿＿＿＿＿＿＿＿＿＿＿＿＿＿＿＿＿＿
＿＿＿＿＿＿＿＿＿＿＿＿＿＿＿＿＿＿＿＿＿＿＿＿＿＿＿＿＿＿＿＿＿＿＿＿＿＿＿
＿＿＿＿＿＿＿＿＿＿＿＿＿＿＿＿＿＿＿＿＿＿＿＿＿＿＿＿＿＿＿＿＿＿＿＿＿＿＿

　もしも"はい"ならば，以下の項目を見返してこれらの症状によって現在（過去1週間）および最悪時（"今までで最悪だった"時期）にあなたの時間がどれくらい占められているか，それらがどれくらいの苦痛や障害をあなた及び／または身近な家族に引き起こしているかを最もよく述べているものに○をつけてください。どうぞ43番から54番までの項目についてのみ言ってください。

3. *これらの強迫観念及び強迫行為によってあなたの時間はどれくらい占められていますか。* あるいは，これらの強迫観念及び強迫行為はどれくらい頻繁に起こりますか。回避行動によって費やされる時間の量も確かに含むようにすること。

最悪時　現在

0　　　0　　…全くない

1　　　1　　…まれである―過去1週間に存在するが，しばしば日毎ではなく，典型的には1週間に3時間以下である。

2　　　2　　…時々，1週間に3時間以上であるが，1日に1時間以下である―侵入，強迫行為をする必要，あるいは回避は時々である（1日に5回以上は起こらない）。

3　　　3　　…しばしば，1日に1～3時間ある―侵入，強迫行為をする必要，あるいは回避は頻繁である（1日に8回以上起こるが，1日のほとんどの時間はこれらの強迫観念，強迫行為及び回避から自由である）。

4　　　4　　…ほとんどいつも，1日に3時間以上8時間まである―侵入，強迫行為をする必要，あるいは回避はとても頻繁である（1日に8回以上で，1日のほとんどの時間に起こる）。

5　　　5　　…いつも，1日に8時間以上ある―侵入，強迫行為をする必要，あるいは回避はほぼ常にある（数え切れないほど多く，いくらかの強迫観念，強迫行為や回避無しに1時間が過ぎていくことはめったにない）。

4. *これらの強迫観念及び強迫行為はどれくらいの苦悩を引き起こしますか。* ほとんどの場合で，苦悩は，不安，罪悪感，恐怖感，あるいは疲弊感と同じである。以下のように尋ねるのが役立つかもしれない：もしも強迫行為をすることを止められたとしたら，あなたはどれくらいの苦悩を感じますか。強迫行為を何度も何度も繰り返す必要があることからあなたはどれくらいの苦悩を感じますか。あなたが回避するつもりである何か（人物，場所，あるいは物）に出会ってしまったら，あなたはどう感じますか。〔これらの強迫観念，強迫行為をする必要性によって誘発されたと思われる苦悩あるいは不快感，あるいは回避に関連する苦悩のみを評価すること。〕

最悪時　現在

0　　　0　　…苦悩はない

1　　　1　　…最小―症状が存在する場合には最小の苦悩を与える。

2　　　2　　…軽度―明らかな苦悩は存在するが，それほど障害にはなっていない。

3　　　3　　…中等度―苦悩が障害となっている―しかし，まだ我慢できる。

4　　　4　　…重度―苦悩がとても障害となる。

5　　　5　　…極度―苦悩はほとんど常にあり，苦悩のために何もできない。

5. これらの強迫観念及び強迫行為はあなたの家庭生活，友人関係，あるいは仕事や学校でよく機能する能力をどれくらい障害しますか。それらのためにあなたができないことが何かありますか。これらの症状はどれくらい他の人々を困らせてあなたと彼らとの関係に影響しますか。これらの考えのためにあなたが回避をするとしたら，その回避の結果である障害も含んで下さい。現在勉強したり働いたりしていない場合には，もしも専任の学生あるいは労働者であるとしたらあなたの活動はどれくらい影響されますか。

最悪時	現在	
0	0	…障害はない
1	1	…最小―社会的あるいは職業的活動のわずかな障害，全体としての機能は障害されていない。
2	2	…軽度―社会的あるいは職業的活動のいくらかの障害，全体としての機能は少し障害されている。
3	3	…中等度―社会的あるいは職業的機能の明らかな障害，しかしまだ処理ができる。
4	4	…重度―社会的あるいは職業的機能に本質的な障害を引き起こす。
5	5	…極度―何もできないほどの障害。

ディメンジョン５：保存と収集に関する強迫観念及び強迫行為

パートＡ：症状一覧

どうぞ各々の列で適切に一つまたはそれ以上のマスに √ をチェックしてください（"過去にあった"とは，症状が過去に存在したが，過去１週間にはないという意味です）。もしも症状がこれまでに（現在でも過去でも）存在したとしたら，出現年齢を示してください。子どもの場合には，親御さんが子どもの協力を得てこの用紙に記入することが望まれます。

今までに全くない	過去にあった	現在（過去１週間以内に）ある	出現年齢	保存と収集に関する強迫観念及び強迫行為
				55. 将来のためにものを蓄えたり収集しなくてはという強迫観念があります。 例：将来使うかもしれないという理由からもの（紙，書類，チケットの半券）を捨てるのが心配である。
				56. ものを捨てることについての強迫観念があります。 例：感傷的価値のためにまたはものを収集したいとの衝動のために，数多くのものをためている。
				57. ものをなくすことに関しての強迫観念があります。 例：切り抜きのようなつまらないまたは重要でないものをなくすことの心配。
				58. ものを貯めるべきかそうでないか決断するのに困難があります。 例：理由もなくものを収集して，捨てる決心がつかないためにそれを保存するだろう。
				59. 保存したり収集したりする強迫行為があります。 例：古い新聞紙，ノート，缶，ペーパータオル，包装紙，空ビンで満たされている部屋を持っている――いつかそれらが必要になるかもしれないとのおそれからこれらのものを捨てない。また，路上または生ごみ入れからものまたはごみを拾ったりもするかもしれない。
				60. ものを収集したり保存したりすることに関する心の中の儀式があります。 例：心の中の儀式とは，"頭の中で"行う強迫行為であり，"悪い"考えを取り消すために"良い"考えを浮かべることまたは特定の順序で思い出さなければならない心の中のリストを保持する必要性のようなものである。これらの心の中の儀式が特に保存の強迫観念に関連している場合のみこの項目をチェックしてください。
				61. 保存に関する強迫行為を避けるために特定の行動，人，場所または物事を避けます。 例：特定の店やマーケットを通り過ぎない，新聞を読まない。自分の押入れを掃除したりものを捨てたりすることを他人に依頼する。

パートB：重症度評価

初めに，上記の症状一覧の 55 番から 61 番までの項目で，「過去にあった」または「現在（過去 1 週間以内に）ある」の欄のいずれかにチェックをつけたかどうかを見てください。

これらの欄のいずれかにチェックをつけましたか？　　　　　はい　　いいえ
（一つに○をつけて下さい）

もしも "いいえ" に○をつけたら，「その他の強迫観念及び強迫行為」についての次のセクション（p.220）に移ってください。

もしも "はい" ならば，過去 1 週間であなたを最も悩ませたのはこれらの症状のどれですか？（項目の番号を書き込んでください）：＿＿＿＿＿＿＿＿＿＿＿＿＿＿＿

以下の質問に回答する際は，これら 55 番から 61 番までの強迫観念及び強迫行為についてのみ考えるようにしてください。

1. これらの強迫観念及び強迫行為は，過去 1 週間どの程度重症でしたか。これらの症状が初めて出現してから最も悪かった時を "10"，最も良かった（重症度が最も低かった）時を "1" として，症状を 1 から 10 までで評価してください：
   評価（1〜10）－＿＿＿＿＿＿＿＿

2. これらの強迫観念及び強迫行為のために，あなたが特定の状況，場所，人，動物，または物を回避することに気付きますか。もしそうならば，まさにこれらの強迫観念及び強迫行為のためにあなたが積極的に回避しているそれらの事柄を挙げてください。

   ＿＿＿＿＿＿＿＿＿＿＿＿＿＿＿＿＿＿＿＿＿＿＿＿＿＿＿＿＿＿＿＿＿＿＿＿＿＿
   ＿＿＿＿＿＿＿＿＿＿＿＿＿＿＿＿＿＿＿＿＿＿＿＿＿＿＿＿＿＿＿＿＿＿＿＿＿＿
   ＿＿＿＿＿＿＿＿＿＿＿＿＿＿＿＿＿＿＿＿＿＿＿＿＿＿＿＿＿＿＿＿＿＿＿＿＿＿

もしも "はい" ならば，以下の項目を見返してこれらの症状によって現在（過去 1 週間）および最悪時（"今までで最悪だった" 時期）にあなたの時間がどれくらい占められているか，それらがどれくらいの苦痛や障害をあなた及び / または身近な家族に引き起こしているかを最もよく述べているものに○をつけてください。どうぞ 55 番から 61 番までの項目についてのみ言ってください。

3. *これらの強迫観念及び強迫行為によってあなたの時間はどれくらい占められていますか。* あるいは，これらの強迫観念及び強迫行為はどれくらい頻繁に起こりますか。回避行動によって費やされる時間の量も確かに含むようにすること。

最悪時　現在

0　　0　　…全くない

1　　1　　…まれである―過去１週間に存在するが，しばしば日毎ではなく，典型的には１週間に３時間以下である。

2　　2　　…時々，１週間に３時間以上であるが，１日に１時間以下である―侵入，強迫行為をする必要，あるいは回避は時々である（１日に５回以上は起こらない）。

3　　3　　…しばしば，１日に１～３時間ある―侵入，強迫行為をする必要，あるいは回避は頻繁である（１日に８回以上起こるが，１日のほとんどの時間はこれらの強迫観念，強迫行為及び回避から自由である）。

4　　4　　…ほとんどいつも，１日に３時間以上８時間まである―侵入，強迫行為をする必要，あるいは回避はとても頻繁である（１日に８回以上で，１日のほとんどの時間に起こる）。

5　　5　　…いつも，１日に８時間以上ある―侵入，強迫行為をする必要，あるいは回避はほぼ常にある（数え切れないほど多く，いくらかの強迫観念，強迫行為や回避無しに１時間が過ぎていくことはめったにない）。

4. *これらの強迫観念及び強迫行為はどれくらいの苦悩を引き起こしますか。* ほとんどの場合で，苦悩は，不安，罪悪感，恐怖感，あるいは疲弊感と同じである。以下のように尋ねるのが役立つかもしれない：もしも強迫行為をすることを止められたとしたら，あなたはどれくらいの苦悩を感じますか。強迫行為を何度も何度も繰り返す必要があることからあなたはどれくらいの苦悩を感じますか。あなたが回避するつもりである何か（人物，場所，あるいは物）に出会ってしまったら，あなたはどう感じますか。〔これらの強迫観念，強迫行為をする必要性によって誘発されたと思われる苦悩あるいは不快感，あるいは回避に関連する苦悩のみを評価すること。〕

最悪時　現在

0　　0　　…苦悩はない

1　　1　　…最小―症状が存在する場合には最小の苦悩を与える。

2　　2　　…軽度―明らかな苦悩は存在するが，それほど障害にはなっていない。

3　　3　　…中等度―苦悩が障害となっている―しかし，まだ我慢できる。

4　　4　　…重度―苦悩がとても障害となる。

5　　5　　…極度―苦悩はほとんど常にあり，苦悩のために何もできない。

5. *これらの強迫観念及び強迫行為はあなたの家庭生活，友人関係，あるいは仕事や学校でよく機能する能力をどれくらい障害しますか。それらのためにあなたができ*ないことが何かありますか。これらの症状はどれくらい他の人々を困らせてあなたと彼らとの関係に影響しますか。これらの考えのためにあなたが回避をするとしたら，その回避の結果である障害も含んでください。現在勉強したり働いたりしていない場合には，もしも専任の学生あるいは労働者であるとしたらあなたの活動はどれくらい影響されますか。

最悪時	現在	
0	0	…障害はない
1	1	…**最小**—社会的あるいは職業的活動のわずかな障害，全体としての機能は障害されていない。
2	2	…**軽度**—社会的あるいは職業的活動のいくらかの障害，全体としての機能は少し障害されている。
3	3	…**中等度**—社会的あるいは職業的機能の明らかな障害，しかしまだ処理ができる。
4	4	…**重度**—社会的あるいは職業的機能に本質的な障害を引き起こす。
5	5	…**極度**—何もできないほどの障害。

ディメンジョン６：その他の強迫観念及び強迫行為

パートＡ：症状一覧

どうぞ各々の列で適切に一つまたはそれ以上のマスに✓をチェックしてください（"過去にあった"とは，症状が過去に存在したが，過去１週間にはないという意味です）。もしも症状がこれまでに（現在でも過去でも）存在したとしたら，出現年齢を示してください。子どもの場合には，親御さんが子どもの協力を得てこの用紙に記入することが望まれます。

今までに全くない	過去にあった	現在（過去１週間以内に）ある	出現年齢	その他の強迫観念及び強迫行為
				62. 私は病気または疾病について心配しています。 例：医師から保証されているにもかかわらず，ガン，心臓病，エイズなどのような病気をもっているのではないかと心配する。
				63. 病気または疾病についての強迫観念と関連する儀式的確認行為があります。 例：心臓病，脳腫瘍または他のガンのような重大な病気をもっていないことを友人や医者から保証してもらおうとする。身体の部分を繰り返し確認したり，脈，血圧または体温を強迫的に測ったりするかもしれない。
				64. 確認以外の心の中の儀式があります。 例：心の中の儀式とは，"頭の中で"行う強迫行為である。これらの心の中の儀式が特に身体の心配に関連している場合のみこの項目をチェックすること。
				65. 病気に関する強迫観念や強迫行為が起きるのを予防するために特定の行動，人，場所，またはものを避けます。 例：病気のことを考えさせるので病院のそばを車で通り過ぎない。
				66. 特定の物を知ったり，覚えたりする必要があります。 例：免許プレートの番号，車のバンパーステッカー，またはＴシャツに描かれたスローガンのように重要でないものを覚える必要がある。
				67. 私は迷信的な恐れがあります。 例：墓地を通り過ぎること，霊柩車，黒猫，はしごの下を通ること，ガラスを割ることを恐れる，または，死に関連する前兆を恐れる。
				68. 私は迷信的な行為があります。 例：13のような"不吉な"数字が含まれているとバスや電車に乗れないかもしれない。13日に家から離れるのは気がすすまないかもしれない。葬式の家や墓地を通り過ぎた時に着ていた服を捨てるかもしれない。
				69. 私には幸運な数字と不運な数字があります。 例：13のような普遍的な数字に対する恐れ，特定の"幸運な"回数だけ動作をしなくてはならない，または１日のうちの特定な幸運な時間のみに活動を始めなくてはならない。このことには不運をもたらすかもしれない数字を避けることも含むかもしれない。

今までに全くない	過去にあった	現在（過去1週間以内に）ある	出現年齢	その他の強迫観念及び強迫行為
				70. 特に重要な色についての強迫観念及び/または強迫行為があります。 例：黒は死と関連するかもしれないし、赤は血や傷害に関連するかもしれない。このような色の物を使うことを避けるかもしれない。
				71. 無意味な音，名前，単語または音楽が心に浮かんできます。 例：心の中に単語，歌または音楽が聞こえてきて止めることができない。特定の名前または単語の音にこだわってしまう。
				72. 非暴力的なイメージが心に浮かんできます。 例：中立的な情景のイメージが頭に浮かぶ。特定の情景の映像の視覚的に細かい部分にこだわってしまう。
				73. このようなその他の強迫観念や強迫行為を予防するために特定の活動，人，場所，またはものを避けます。 例：ひびの上を歩かない，または特定の数字を書かない。
				74. 日常的な行為にこだわって、そのために動作が遅くなります。 例：シャワー，着替えまたは家から出かけることに何時間もかけることがある。他には，食事や会話にこだわり，これらの日常的な活動に必要よりずっと長く時間がかかるかもしれない。
				75. 自分が必要とするよりずっとたくさんリストを作ります。 例：行うべきまたは確認すべきものごとのたくさんのリストを作成する。
				76. 親しい家族員から離れる可能性についての強迫観念があります。 例：何か恐ろしいことが親，子ども，または愛する人に起こって，その結果彼らに二度と会えなくなるかもしれないという心配。
				77. 自分にとってとても大切な誰かを失う（または誰かから離れる）のを予防するために強迫行為または儀式をします。 例：特定の人の後を部屋から部屋へと追ったり，彼らに何度も何度も電話をかける。誰かに悪いことが起こるのを避けるために祈ったり特別な儀式をおこなったりしなくてはならない。
				78. 自分が特定の人物になるのではないかという強迫観念があります。 例：特定の人物のようになるかもしれないまたは他人にさえなるかもしれないという考えを抱く。自分の体の一部が自分自身に属さなくなる恐れ。
				79. 自分がこだわっている他人について考え過ぎることを取り除くという強迫行為があります。 例：望まない考えを追い払う，または，それらの考えを取り除くために他の儀式をする。
				80. 見つめたりまばたきをする儀式があります。 例：物のへりがまさにぴったりそろうように見える必要があるかもしれない，または，特定の時間に特定の方法でものを見なければならないかもしれない。

今までに全くない	過去にあった	現在（過去1週間以内に）ある	出現年齢	その他の強迫観念及び強迫行為
				81. 自分または他の誰かが言ったことを繰り返す衝動にかられます。 例：これは心から追い出すことができない特定の単語であるかもしれないし，あなたがちょうど言ったか他人が言ったのを聞いたかした句の最後の部分であるかもしれない。
				82. 体の一部分または自分の外見の一側面を過度に心配しています。 例：顔，耳，鼻，目または身体の他の部分の外見，安全性，または機能について心配する。あなたは大丈夫に見えると言われているにもかかわらず，体の一部が格好悪いとか醜いとか心配する。
				83. 自分の外見についての強迫観念に関連して何らかの確認をします。 例：外見について友人に保証を求める。繰り返し自分の体臭を確認したり，醜い造作がないか鏡を見ることによって（顔または他の身体的な造作という）外見を確認する。継続的に身繕いをする必要があったり，自分の身体の一側面を他人と比較する。特定の日に特定の服を着なければいけないかもしれない。体重に関しての強迫観念がある。
				84. 食べ物に関しての強迫観念があります。 例：調理法，カロリー及び／またはダイエットにこだわる。
				85. 身体的な運動に関しての強迫観念及び／または強迫行為があります。 例：カロリーを消費するために運動する必要があるという強迫観念がある。関連する強迫行為には，特定の法則に従ってまたは特定の持続期間に運動することが含まれる。
				86. 食事の儀式があります。 例：食べる前に食物，ナイフとフォークを特別な順序で並べなくてはならないかもしれない。厳密な儀式に従って食べねばならなかったり，時計の針が特定の時間ぴったりになるまで食べることができなかったりするかもしれない。
				87. 自分の毛を引き抜きます（強迫観念と強迫行為）。 例：頭皮，まぶた，まつげ，または陰部から毛を引き抜くかもしれない。毛を抜くために指やピンセットを使うかもしれない。典型的にはこれにはぴったりの毛を捜すことを含む。毛をじっと観察するか，（毛のうを除去したり毛を噛んだりという）他のことをするかもしれない。頭皮に円形のはげを作ってかつらが必要となったり，まつげや眉毛がすべすべになるように引き抜いたりするかもしれない。
				88. 自分の皮膚をむしります（強迫観念と強迫行為）。 例：指の爪の周りや傷の近くの皮膚をむしることがある。自分自身を傷つけたり傷を悪化させたりするかもしれない。

パートB：重症度評価

初めに，上記の症状一覧の 62 番から 88 番までの項目で，「過去にあった」または「現在（過去 1 週間以内に）ある」の欄のいずれかにチェックをつけたかどうかを見てください。

これらの欄のいずれかにチェックをつけましたか？　　　　　はい　　いいえ
（一つに○をつけてください）

もしも"いいえ"に○をつけたら，強迫症状のディメンジョンの全般的な重症度についての次のセクション（p.226）に移ってください。

もしも"はい"ならば，過去 1 週間であなたを最も悩ませたのはこれらの症状のどれですか？（項目の番号を書き込んでください）：＿＿＿＿＿＿＿＿＿＿＿＿＿＿＿＿

以下の質問に回答する際は，これら 62 番から 88 番までの強迫観念及び強迫行為についてのみ考えるようにしてください。

1. これらの強迫観念及び強迫行為は，過去 1 週間どの程度重症でしたか。これらの症状が初めて出現してから最も悪かった時を "10"，最も良かった（重症度が最も低かった）時を "1" として，症状を 1 から 10 までで評価してください：
評価（1～10）－＿＿＿＿＿＿＿＿

2. これらの強迫観念及び強迫行為のために，あなたが特定の状況，場所，人，動物，または物を回避することに気付きますか。もしそうならば，まさにこれらの強迫観念及び強迫行為のためにあなたが積極的に回避しているそれらの事柄を挙げてください。

＿＿＿＿＿＿＿＿＿＿＿＿＿＿＿＿＿＿＿＿＿＿＿＿＿＿＿＿＿＿＿＿＿＿＿＿＿＿＿
＿＿＿＿＿＿＿＿＿＿＿＿＿＿＿＿＿＿＿＿＿＿＿＿＿＿＿＿＿＿＿＿＿＿＿＿＿＿＿
＿＿＿＿＿＿＿＿＿＿＿＿＿＿＿＿＿＿＿＿＿＿＿＿＿＿＿＿＿＿＿＿＿＿＿＿＿＿＿

もしも"はい"ならば，以下の項目を見返してこれらの症状によって現在（過去 1 週間）および最悪時（"今までで最悪だった"時期）にあなたの時間がどれくらい占められているか，それらがどれくらいの苦痛や障害をあなた及び／または身近な家族に引き起こしているかを最もよく述べているものに○をつけてください。どうぞ 62 番から 88 番までの項目についてのみ言ってください。

3. *これらの強迫観念及び強迫行為によってあなたの時間はどれくらい占められていますか。あるいは，これらの強迫観念及び強迫行為はどれくらい頻繁に起こりますか。回避行動によって費やされる時間の量も確かに含むようにすること。*

最悪時　現在

0　0　…全くない

1　1　…まれである―過去1週間に存在するが，しばしば日毎ではなく，典型的には1週間に3時間以下である。

2　2　…時々，1週間に3時間以上であるが，1日に1時間以下である―侵入，強迫行為をする必要，あるいは回避は時々である（1日に5回以上は起こらない）。

3　3　…しばしば，1日に1～3時間ある―侵入，強迫行為をする必要，あるいは回避は頻繁である（1日に8回以上起こるが，1日のほとんどの時間はこれらの強迫観念，強迫行為及び回避から自由である）。

4　4　…ほとんどいつも，1日に3時間以上8時間まである―侵入，強迫行為をする必要，あるいは回避はとても頻繁である（1日に8回以上で，1日のほとんどの時間に起こる）。

5　5　…いつも，1日に8時間以上ある―侵入，強迫行為をする必要，あるいは回避はほぼ常にある（数え切れないほど多く，いくらかの強迫観念，強迫行為や回避無しに1時間が過ぎていくことはめったにない）。

4. *これらの強迫観念及び強迫行為はどれくらいの苦悩を引き起こしますか。ほとんどの場合で，苦悩は，不安，罪悪感，恐怖感，あるいは疲弊感と同じである。以下のように尋ねるのが役立つかもしれない：もしも強迫行為をすることを止められたとしたら，あなたはどれくらいの苦悩を感じますか。強迫行為を何度も何度も繰り返す必要があることからあなたはどれくらいの苦悩を感じますか。あなたが回避するつもりである何か（人物，場所，あるいは物）に出会ってしまったら，あなたはどう感じますか。〔これらの強迫観念，強迫行為をする必要性によって誘発されたと思われる苦悩あるいは不快感，あるいは回避に関連する苦悩のみを評価すること。〕*

最悪時　現在

0　0　…苦悩はない

1　1　…最小―症状が存在する場合には最小の苦悩を与える。

2　2　…軽度―明らかな苦悩は存在するが，それほど障害にはなっていない。

3　3　…中等度―苦悩が障害となっている―しかし，まだ我慢できる。

4　4　…重度―苦悩がとても障害となる。

5　5　…極度―苦悩はほとんど常にあり，苦悩のために何もできない。

5. これらの強迫観念及び強迫行為はあなたの家庭生活，友人関係，あるいは仕事や学校でよく*機能する*能力をどれくらい*障害*しますか。それらのためにあなたができないことが何かありますか。これらの症状はどれくらい他の人々を困らせてあなたと彼らとの関係に影響しますか。これらの考えのためにあなたが回避をするとしたら，その回避の結果である障害も含んでください。現在勉強したり働いたりしていない場合には，もしも専任の学生あるいは労働者であるとしたらあなたの活動はどれくらい影響されますか。

最悪時	現在	
0	0	…障害はない
1	1	…**最小**―社会的あるいは職業的活動のわずかな障害，全体としての機能は障害されていない。
2	2	…**軽度**―社会的あるいは職業的活動のいくらかの障害，全体としての機能は少し障害されている。
3	3	…**中等度**―社会的あるいは職業的機能の明らかな障害，しかしまだ処理ができる。
4	4	…**重度**―社会的あるいは職業的機能に本質的な障害を引き起こす。
5	5	…**極度**―何もできないほどの障害。

強迫症状のディメンジョンの全般的な重症度

「過去にあった」または「現在（過去1週間以内に）ある」と記入したすべての強迫症状を見返して，現在（過去1週間）および最悪時（今までで最も悪かった時期）の全般的な重症度評価を行ってください。

1. これらすべての強迫観念及び強迫行為は，過去1週間どの程度重症でしたか。これらの症状が初めて出現してから最も悪かった時を"10"，最も良かった（重症度が最も低かった）時を"1"として，症状を1から10までで評価してください：
   ＿＿＿＿＿＿＿評価（1～10）

2. これらすべての強迫観念及び強迫行為によってあなたの時間はどれくらい占められていますか。あるいは，これらの強迫観念及び強迫行為はどれくらい頻繁に起こりますか。回避行動によって費やされる時間の量も確かに含むようにすること。

最悪時	現在	
0	0	…全くない
1	1	…まれである—過去1週間に存在するが，しばしば日毎ではなく，典型的には1週間に3時間以下である。
2	2	…時々，1週間に3時間以上であるが，1日に1時間以下である—侵入，強迫行為をする必要，あるいは回避は時々である（1日に5回以上は起こらない）。
3	3	…しばしば，1日に1～3時間ある—侵入，強迫行為をする必要，あるいは回避は頻繁である（1日に8回以上起こるが，1日のほとんどの時間はこれらの強迫観念，強迫行為及び回避から自由である）。
4	4	…ほとんどいつも，1日に3時間以上8時間まである—侵入，強迫行為をする必要，あるいは回避はとても頻繁である（1日に8回以上で，1日のほとんどの時間に起こる）。
5	5	…いつも，1日に8時間以上ある—侵入，強迫行為をする必要，あるいは回避はほぼ常にある（数え切れないほど多く，いくらかの強迫観念，強迫行為や回避無しに1時間が過ぎていくことはめったにない）。

3. これらすべての強迫観念及び強迫行為はどれくらいの苦悩を引き起こしますか。ほとんどの場合で，苦悩は，不安，罪悪感，恐怖感，あるいは疲弊感と同じである。以下のように尋ねるのが役立つかもしれない：もしも強迫行為をすることを止められたとしたら，あなたはどれくらいの苦悩を感じますか。強迫行為を何度も何度も繰り

返す必要があることからあなたはどれくらいの苦悩を感じますか。あなたが回避するつもりである何か（人物，場所，あるいは物）に出会ってしまったら，あなたはどう感じますか。〔これらの強迫観念，強迫行為をする必要性によって誘発されたと思われる苦悩あるいは不快感，あるいは回避に関連する苦悩のみを評価すること。〕

最悪時	現在	
0	0	…苦悩はない
1	1	…最小―症状が存在する場合には最小の苦悩を与える。
2	2	…軽度―明らかな苦悩は存在するが，それほど障害にはなっていない。
3	3	…中等度―苦悩が障害となっている―しかし，まだ我慢できる。
4	4	…重度―苦悩がとても障害となる。
5	5	…極度―苦悩はほとんど常にあり，苦悩のために何もできない。

4. これらすべての強迫観念及び強迫行為はあなたの家庭生活，友人関係，あるいは仕事や学校でよく機能する能力をどれくらい障害しますか。それらのためにあなたができないことが何かありますか。これらの症状はどれくらい他の人々を困らせてあなたと彼らとの関係に影響しますか。これらの考えのためにあなたが回避をするとしたら，その回避の結果である障害も含んでください。現在勉強したり働いたりしていない場合には，もしも専任の学生あるいは労働者であるとしたらあなたの活動はどれくらい影響されますか。

最悪時	現在	
0	0	…障害はない
1	1	…最小―社会的あるいは職業的活動のわずかな障害，全体としての機能は障害されていない。
2	2	…軽度―社会的あるいは職業的活動のいくらかの障害，全体としての機能は少し障害されている。
3	3	…中等度―社会的あるいは職業的機能の明らかな障害，しかしまだ処理ができる。
4	4	…重度―社会的あるいは職業的機能に本質的な障害を引き起こす。
5	5	…極度―何もできないほどの障害。

質問紙のこの部分に記入する時間をとっていただきありがとうございます。おおよそどれくらいの時間がかかりましたか？　＿＿＿＿＿＿＿＿分

症状重症度の臨床家評価

どの症状ディメンジョンが存在するかについてあなたの最良の判断を示しなさい。患者と共に，強迫観念及び強迫行為が，用意された症状ディメンジョンにどれくらいよくあてはまるかを検討しなさい：2＝明らかに存在しており，症状は用意された症状ディメンジョンでたやすく理解される；1＝存在するかもしれないが，症状は用意された症状ディメンジョンでたやすくは理解されないという明らかな不確実さが存在する；0＝用意された症状ディメンジョンの症状は過去1週間には存在しないまたは"おそらく存在しない"

_____ 傷害，暴力，攻撃性あるいは天災による危害に関する強迫観念及び関連する強迫行為
_____ 性的及び宗教的な強迫観念及び関連する強迫行為
_____ 対称性，配列，数えること及び整理整頓に関する強迫観念及び強迫行為
_____ 汚染に関する強迫観念及び掃除に関する強迫行為
_____ 保存と収集に関する強迫観念及び強迫行為
_____ その他の強迫観念及び強迫行為

過去1週間の重症度によって症状ディメンジョンを順序づけしなさい。1＝最も重度，2＝次に重度，など。各ディメンジョンをマークしてください。もし症状が過去1週間に存在しなかったら，与えられたスペースに"0"を入れてください。

_____ 傷害，暴力，攻撃性あるいは天災による危害に関する強迫観念及び関連する強迫行為
_____ 性的及び宗教的な強迫観念及び関連する強迫行為
_____ 対称性，配列，数えること及び整理整頓に関する強迫観念及び強迫行為
_____ 汚染に関する強迫観念及び掃除に関する強迫行為
_____ 保存と収集に関する強迫観念及び強迫行為
_____ その他の強迫観念及び強迫行為

患者の最も顕著な強迫症状をリストしなさい：

1. _____
2. _____
3. _____

もし強迫観念あるいは強迫行為や儀式を行う衝動に応じなかったら起こるだろうと患者が心配している最悪のことは何ですか。記載してください：

_____

_____

_____

この恐れている結果が理にかなっており実際に起こると患者はどれくらい確信していますか。
　□ 0＝恐れている結果は起こらないと確信している
　□ 1＝恐れている結果は起こらないとほとんど確信している
　□ 2＝恐れている結果は起こるか起こらないか不確かである
　□ 3＝恐れている結果は起こるとほとんど確信している
　□ 4＝恐れている結果は起こると確信している

社会的障害の臨床家の評価

　最後に，これらの症状が，患者の自己評価，困難に対処する能力，及び，社会，家庭と仕事の機能に対してどれくらいの社会的障害を引き起こしているかを考えていただきたい。以下にリストされたアンカーポイントを参考にしてください。アンカーポイントの間の値を含めて，0～15の間の最もよい値を選ぶこと。

0 無い

3 最小　強迫観念及び強迫行為は，自己評価，家庭生活，社会の受け入れ，あるいは学校や仕事での機能のわずかな障害に関連する（強迫観念及び強迫行為のために家族内の緊張がこの先に断続的にわずかに増加することに関連して，強迫観念及び強迫行為について時々動揺したり心配したりする，友人あるいは知人が強迫観念や強迫行為について心配させるような言い方で時々指摘するあるいは意見を言うかもしれない）。

6 軽度　強迫観念及び強迫行為は，自己評価，家庭生活，社会の受け入れ，あるいは学校や仕事での機能の大したことはない障害に関連する。

9 中等度　強迫観念及び強迫行為は，自己評価，家庭生活，社会の受け入れ，あるい

は学校や仕事での機能の明確な問題に関連する(強迫観念や強迫行為のための,ディスフォリアのエピソード,家庭内の断続的な苦悩と混乱,仲間による頻繁ないじめあるいは一時的な社会的な忌避,学校や仕事の出来の断続的な障害)。

12 明確 強迫観念及び強迫行為は,自己評価,家庭生活,社会の受け入れ,あるいは学校や仕事での機能の主な困難に関連する。

15 重度 強迫観念及び強迫行為は,自己評価,家庭生活,社会の受け入れ,あるいは学校や仕事での機能の極度の困難に関連する(自殺念慮を伴う重度のうつ病,家族の崩壊(別居/離婚,住居変更),絆の断裂—社会的な汚名及び忌避,学校からの排除あるいは仕事の喪失によるたいへん制約された生活)。

DY-BOCS 得点用紙(臨床家専用)

1a. 過去1週間の症状ディメンジョンによる DY-BOCS の臨床家の重症度評価

症状ディメンジョン	回数 (0〜5)	苦悩 (0〜5)	障害 (0〜5)	合計得点 (0〜15)
攻撃性の強迫観念および関連する強迫行為				
性的及び宗教的な強迫観念及び強迫行為				
対称性,配列,数えること及び整理整頓				
汚染及び掃除				
保存の強迫観念及び強迫行為				
その他の強迫観念及び強迫行為				

1b. 過去1週間の DY-BOCS の全般的重症度評価

	回数 (0〜5)	苦悩 (0〜5)	障害 (0〜5)	社会的障害 (0〜15)	合計得点 (0〜30)
すべての強迫観念及び強迫行為					

2a. "今までで最悪だった" 時期の症状ディメンジョンによる DY-BOCS の臨床家の重症度評価

症状ディメンジョン	年齢（歳）	回数(0〜5)	苦悩(0〜5)	障害(0〜5)	合計得点(0〜15)
攻撃性の強迫観念および関連する強迫行為					
性的及び宗教的な強迫観念及び強迫行為					
対称性，配列，数えること及び整理整頓					
汚染及び掃除					
保存の強迫観念及び強迫行為					
その他の強迫観念及び強迫行為					

2b. "今までで最悪だった" 時期の DY-BOCS の全般的重症度評価

	年齢（歳）	回数(0〜5)	苦悩(0〜5)	障害(0〜5)	社会的障害(0〜15)	合計得点(0〜30)
すべての強迫観念及び強迫行為						

評価を完了するのに必要な時間：_____ 分

情報提供者（たち）の信頼性　極めてよい＝0　よい＝1　まあまあ＝2　悪い＝3

■著者一覧

●編集代表　上島　国利（国際医療福祉大学医療福祉学部）

●企画・編集　松永　寿人（兵庫医科大学精神科神経科学講座）
　　　　　　多賀　千明（京都第二赤十字病院心療内科（精神科））
　　　　　　中川　彰子（川崎医科大学精神科学教室）
　　　　　　飯倉　康郎（宗仁会奥村病院）
　　　　　　宍倉久里江（北里大学大学院医療系研究科臨床医科学群精神科学）

●執筆者　　飯倉　康郎（宗仁会奥村病院／第9章担当）
（五十音順）　金生由紀子（東京大学医学部附属病院こころの発達診療部／第12章担当）
　　　　　　宍倉久里江（北里大学大学院医療系研究科臨床医科学群精神科学／第2, 12章担当）
　　　　　　清水　栄司（千葉大学大学院医学研究院認知行動生理学／第10章担当）
　　　　　　住谷さつき（徳島大学大学院ヘルスバイオサイエンス研究部精神医学分野／第6章担当）
　　　　　　多賀　千明（京都第二赤十字病院心療内科（精神科）／第1, 2章担当）
　　　　　　中尾　智博（九州大学大学院医学研究院精神病態医学分野，ロンドン大学精神医学研究所／第4章担当）
　　　　　　中川　彰子（川崎医科大学精神科学教室／第8章担当）
　　　　　　中前　貴（京都府立医科大学大学院精神機能病態学／第5章担当）
　　　　　　成田　善弘（桜クリニック／第7章担当）
　　　　　　林田　和久（兵庫医科大学精神科神経科学講座／第3, 11章担当）
　　　　　　松永　寿人（兵庫医科大学精神科神経科学講座／第2, 3, 11, 13, 14章担当）

●編集協力　　OCD研究会

エキスパートによる強迫性障害（OCD）治療ブック

2010 年 4 月 28 日　初版第 1 刷発行
2015 年 7 月 27 日　初版第 2 刷発行
2020 年 11 月 6 日　初版第 3 刷発行

編集代表　上島国利
企画・編集　松永寿人，多賀千明，中川彰子，
　　　　　　飯倉康郎，宍倉久里江
編集協力　OCD 研究会
発 行 者　石澤雄司
発 行 所　㈱星和書店
　　　　　〒168-0074　東京都杉並区上高井戸 1-2-5
　　　　　電話　03（3329）0031（営業部）／03（3329）0033（編集部）
　　　　　FAX　03（5374）7186（営業部）／03（5374）7185（編集部）
　　　　　http://www.seiwa-pb.co.jp
印刷・製本　株式会社　光邦

Ⓒ 2010 星和書店　　Printed in Japan　　ISBN978-4-7911-0736-0

- 本書に掲載する著作物の複製権・翻訳権・上映権・譲渡権・公衆送信権（送信可能化権を含む）は㈱星和書店が保有します。
- JCOPY〈（社）出版者著作権管理機構　委託出版物〉
本書の無断複製は著作権法上での例外を除き禁じられています。複製される場合は，そのつど事前に（社）出版者著作権管理機構（電話 03-5244-5088，FAX 03-5244-5089，e-mail：info@jcopy.or.jp）の許諾を得てください。

強迫性障害の研究（1）

繰り返し行為が認められ、臨床的に前頭側頭型痴呆と考えられた1例／教育講演：強迫性障害の行動療法／他

OCD研究会 編
編集代表：上島国利，越野好文

A5判　136p
定価：本体2,600円＋税

品切

強迫性障害の研究（2）

関西医科大学附属病院におけるfluvoxamineの処方動向／教育講演：OCDの治療／他

OCD研究会 編
編集代表：上島国利，大森哲郎

A5判　146p
定価：本体2,800円＋税

強迫性障害の研究（3）

強迫性障害の現実生活におけるストレス状況／教育講演：強迫性障害の心理学的理論と薬物療法／他

OCD研究会 編
編集代表：上島国利，田代信維

A5判　180p
定価：本体2,800円＋税

強迫性障害の研究（4）

強迫性障害の経過中に現れるうつ病性障害について／教育講演：OCDに対する精神療法のストラテジー／他

OCD研究会 編
編集代表：上島国利，多賀千明，松永寿人

A5判　180p
定価：本体2,800円＋税

強迫性障害の研究（5）

複雑な生活史を有する境界知能患者の強迫症状に対する治療的工夫／教育講演：歴史の中の強迫／他

OCD研究会 編
編集代表：高橋克朗，上島国利

A5判　196p
定価：本体2,800円＋税

発行：星和書店　http://www.seiwa-pb.co.jp

強迫性障害の研究（6）

強迫症状を主訴として入院した患者の診断分類と治療技法に関する調査／教育講演：強迫性障害における行動療法の実際／他

OCD 研究会 編
編集代表：松岡洋夫，上島国利

A5判　156p
定価：本体 2,800 円＋税

強迫性障害の研究（7）

3T1H-MRS を用いた強迫性障害の脳内代謝物の検討／教育講演：発達障害に伴う強迫性障害／他

OCD 研究会 編
編集代表：米田 博，上島国利

A5判　158p
定価：本体 2,800 円＋税

強迫性障害の研究（8）

加害恐怖を主症状とする強迫性障害の一考察—治療前後の PET 所見も含めて—／話題提供 I SSRI で治療中の OCD 症例にみられる問題行動／他

OCD 研究会 編
編集代表：宮岡 等，上島国利

A5判　152p
定価：本体 2,800 円＋税

強迫性障害の研究（9）

セッション I 治療反応性／話題提供 OCD 治療について—薬物療法反応性をめぐって—／特別講演／他

OCD 研究会 編
編集代表：大野 裕，上島国利

A5判　176p
定価：本体 2,800 円＋税

強迫性障害の研究（10）

セッション I 分子遺伝メカニズム、児童・思春期 OCD と PDD／OCD の治療実態について／他

OCD 研究会 編
編集代表：中川彰子，飯倉康郎，上島国利

A5判　188p
定価：本体 2,800 円＋税

発行：星和書店　http://www.seiwa-pb.co.jp

強迫性障害です！
強迫性障害をもつ著者自身の半生を鮮やかに描いたコミックエッセイ。

みやざき明日香 著
A5判　192p
定価：本体 1,200円 + 税

強迫性障害治療日記
本格的に強迫性障害治療に取り組んだ軌跡を描いたコミックエッセイ。

みやざき明日香 著
A5判　132p
定価：本体 1,200円 + 税

こだわり思考とうまく付き合うためのワークブック
マインドフルネス認知行動療法で強迫観念と強迫行為を克服する

J・ハーシュフィールド, T・コールボーイ 著
小平雅基, 齋藤真樹子 訳
A5判　280p
定価：本体 2,700円 + 税

家族と取り組む強迫性障害克服ワークブック
大切な人を思いやり、症状に巻き込まれないために

K・J・ランズマン, 他 著
堀越 勝 監訳
A5判　296p
定価：本体 2,400円 + 税

強迫性障害への認知行動療法
講義とワークショップで身につけるアートとサイエンス

P・サルコフスキス 著
小堀 修, 他 監訳
A5判　112p
定価：本体 1,800円 + 税

発行：星和書店　http://www.seiwa-pb.co.jp